Inès Peyret

ALLESKÖNNER ZITRONE

- Effektive Unterstützung für die Gesundheit
- Natürliche Pflege für Haut und Haar
- Für ein nachhaltiges und sauberes Zuhause

riva

Bibliografische Information der Deutschen Nationalbibliothek
Die Deutsche Nationalbibliothek verzeichnet diese Publikation in der Deutschen Nationalbibliografie. Detaillierte bibliografische Daten sind im Internet über http://dnb.d-nb.de abrufbar.

Für Fragen und Anregungen
info@rivaverlag.de

Wichtige Hinweise
Dieses Buch ist für Lernzwecke gedacht. Es stellt keinen Ersatz für eine individuelle medizinische Beratung dar und sollte auch nicht als solcher benutzt werden. Wenn Sie medizinischen Rat einholen wollen, konsultieren Sie bitte einen qualifizierten Arzt. Der Verlag und die Autorin haften für keine nachteiligen Auswirkungen, die in einem direkten oder indirekten Zusammenhang mit den Informationen stehen, die in diesem Buch enthalten sind.

Ausschließlich zum Zweck der besseren Lesbarkeit wurde auf eine genderspezifische Schreibweise sowie eine Mehrfachbezeichnung verzichtet. Alle personenbezogenen Bezeichnungen sind somit geschlechtsneutral zu verstehen.

3. Auflage 2022

Türkenstraße 89
80799 München
Tel.: 089 651285-0
Fax: 089 652096

Die französische Originalausgabe erschien 2017 bei Editions du Dauphin, Paris, Frankreich unter dem Titel *Citrons à tout faire: 1001 usages pratiques*.

Übersetzung: Christa Trautner-Suder, Wiebke Krabbe
Redaktion: Inez Ulrich
Umschlaggestaltung: Manuela Amode
Umschlagabbildung: Shutterstock.com/Alexander Ryabintsev, Blan-k, New Africa
Satz: Röser MEDIA GmbH & Co. KG, Karlsruhe
Druck: CPI
Printed in the EU

ISBN Print978-3-7423-1978-4
ISBN E-Book (PDF) 978-3-7453-1713-8
ISBN E-Book (EPUB, Mobi) 978-3-7453-1714-5

Wir produzieren nachhaltig
www.m-vg.de

Weitere Informationen zum Verlag finden Sie unter
www.rivaverlag.de
Beachten Sie auch unsere weiteren Verlage unter www.m-vg.de

Für Giovanna und ihre Schwestern

»Und die Zitronen sind wie das bleiche Angesicht der Liebenden nach einer durchweinten Nacht.«

Abd ar-Rahman, Dichter am Hof des normannischen Königs Roger II. von Sizilien, 11. Jahrhundert

Inhalt

Niemals ohne meine Zitrone

»... geronnene Säure, die aus eines Sterns Hemisphären niederrann, ein Universum an Gold, ein gelber Kelch voller Wunder, das winzige Feuer eines Planeten.«

Ode an die Zitrone, Pablo Neruda

In dem Film *Love Is All You Need* sagt die hübsche dänische Friseurin Ida inmitten von Zitronenbäumen zu Philip, sie könne sich eine Welt ohne Zitronen nicht vorstellen, die Zitrone sei ihre Lieblingsfrucht! Und Philip stimmt zu. Da versucht man für einen kurzen Augenblick der Verwirrung, sich doch tatsächlich eine Welt ohne diese Hesperidien vorzustellen. Ein Drama! Eine Tragödie! Man wagt es nicht einmal, das Ausmaß einer solchen Katastrophe einzuschätzen. Und das gilt nicht nur für die Küche, wo die Zitrone bekanntlich der Zauberstab der Köche ist. Die gesamte schöne Zitrusfrucht – Saft, Fleisch und Schale – bringt milde und reiche Aromen ins Gleichgewicht, verleiht Fisch und Fleisch das gewisse Etwas, gibt flachen Speisen eine pikante Säure, die unsere Geschmackspapillen anstachelt. Man könnte sich auch kaum vorstellen, wie das Leben ohne Zitronentarte mit Baiser aussehen würde, diese Köstlichkeit, für die ein Heiliger sein Seelenheil opfern und mancher Engel Federn lassen würde. Oder ohne Mojitos und Margaritas.

Der Dichter Pablo Neruda, der verrückt nach Zitronen war, beschrieb sie als die Brust einer Göttin, deren kleine Brustwarze die Erde mit ihrem Duft erfüllt, eine Art Kathedrale mit herben Winkeln und aromatischer Fassade. Und ausgehend von den entlegensten Winkeln Asiens bis an die Ufer des Mittelmeers – wo, den Arabern sei Dank, die Zitrone erst auf Sizilien, dann in Andalusien akklimatisiert wurde –, haben Köche sie zur Grundwürze erkoren. Sie ist das Musthave, ohne das die Kochkunst weniger subtil wäre und es den Cocktails am gewissen Etwas fehlen würde.

Doch bevor er die Köche betörte, entfaltete der Zauber »dieses Frucht gewordenen Aufleuchtens«, wie Neruda es nennt, seine Wirkung in anderen Sphären. Der Vorfahr der Zitrone, die Zitronatzitrone (Cedrat), begann, die Gärten zu verschönern und mit ihrem Duft zu erfüllen. Sie war der Star der Ziergärten. Der mitteilsame Plinius schrieb: »Die Frucht übrigens isst man nicht. Man schätzt sie und die Blätter hauptsächlich für ihren Duft.« Später wurde sie das Allheilmittel der Doktoren im alten Rom, die sie unter anderem für ein extrem wirksames Gegenmittel zu den unterschiedlichsten Giften betrachteten und bei der Behandlung von Epilepsie und zur Förderung der Verdauung einsetzten. Ihrem Abkömmling, der Zitrone, werden dieselben Tugenden zugeschrieben.

Das kleine Wunderwerk wollte sich mit seiner Rolle als Heilmittel nicht zufriedengeben und revolutionierte auch gleich noch die Schönheitspflege. In einer Welt ohne Zitronen wäre die *Venus* von Botticelli ihres wundervollen venezianischen Blonds beraubt gewesen, ebenso wie die Grazien und ihre kleinen Gespielinnen in *La Primavera*, die mit im Wind wehendem Haar im Garten der Hesperiden tanzen. Und wer weiß, ob *Bella Simonetta* unseren Sandro sonst auch so betört hätte! Im Mittelalter verwendeten die wohlhabenden Schönheiten die Zitrone, um diese wundervolle Farbe zu erzielen. Sie trugen sie auch auf die Lippen auf, um diese zu röten, und hellten damit ihre Haut auf. Die Zitrone diente als Zahnpasta, Deodorant und Enthaarungswachs.

Während der Renaissance war sie so selten, dass der Preis sie praktisch unerschwinglich werden ließ. Auf Gemälden tauchte sie auf, allerdings nur als edle Zierde. Sie war ein solches Luxusprodukt, dass 1533 anlässlich eines Banketts in der Westminster Hall für Heinrich VIII. und Anne Boleyn eine einzige Zitrone stolz auf dem Tisch thronte, umgeben von weiteren kostspieligen Delikatessen. Selbstgefällig konnte sie die Brust wölben: Sie hatte sechs Silberpence gekostet, für die damalige Zeit ein Vermögen.[1] Als äußeres Zeichen für Reichtum in Ländern, in denen sie nicht heimisch war, wurde die Zitrone, voller Eleganz und Grazie, ein Modell für alle bedeutenden flämischen, niederländischen und weitere Maler. Sie haben die Zitrone auf hunderten von Gemälden dargestellt, allein oder begleitet von einer Vielzahl glücklicher Zitronen.[2] Stets wird sie besonders herausgestellt, strahlend wie eine Sonne, ein Symbol der Unsterblichkeit[3], glanzvoll, als ganze Frucht, in Scheiben[4] oder ermattet, halb nackt auf einem Silbertablett, die abgelöste Schale in einer Spirale vor sich.[5]

Auch wenn die Zitrone allmählich allen Bevölkerungsschichten zugänglich wurde – der im Oktober 1793 eingeführte republikanische Kalender erklärte den 16. Fructidor (den 2. September) zum Tag der Zitrone! – und man inzwischen vergessen hat, dass sie einst einen unerschwinglichen Schatz darstellte, ist sie noch immer ein erstklassiges Produkt von unglaublicher Vitalität. Und noch immer tut sie uns wahnsinnig gut. Zweifel? Nehmen Sie eine Zitrone in die Hand, schon ihre schöne Farbe reicht aus, um für gute Laune zu sorgen. Kratzen Sie dann mit dem Fingernagel vorsichtig an der Schale und schnuppern Sie ihren Duft. Dann werden Sie verstehen, warum die Ärzte im Mittelalter Zitronenschale verschrieben, um Melancholie zu vertreiben. In der Provence heißt es, die Zitrone schenke uns die Energie der Sonne. Ein gelber Kelch voll Wunder, genau wie Neruda sagt!

»Kennst du das Land, wo die Zitronen blühn,
Im dunkeln Laub die Goldorangen glühn,
Ein sanfter Wind vom blauen Himmel weht,
Die Myrte still und hoch der Lorbeer steht?
Kennst du es wohl? Dahin!
Dahin möchte' ich mit dir,
O mein Geliebter, ziehn.«

Johann Wolfgang von Goethe (1795)

1
Alles, was Sie schon immer über Zitronen wissen wollten

Botanische Lehrstunde

»Aus einer Zitrone können Sie niemals Apfelsaft pressen«, heißt ein kanadisches Sprichwort. Sagen Sie nicht, wir hätten Sie nicht gewarnt! Eine weitere, deutlich weniger traumatisierende Überraschung ist die Information, dass Zitronen, genau wie Orangen, Tomaten und Kürbisse, aus botanischer Sicht zu den Beerenfrüchten zählen. Ja wirklich! Zitronen gehören zur Sippe *Citrus,* »[die] hauptsächlich in warmen Ländern wachsen, dabei handelt es sich zumeist um Sträucher, oft mit Dornen bewehrt, die Blätter haben einen gelegentlich geflügelten Blattstiel, sind glänzend und in der Regel immergrün, (…) die Frucht ist eine Beere, ein Hesperidium (…), die bekanntesten Beispiele sind Zitrone, Orange, Mandarine und Grapefruit; sie tragen den Handelsnamen Zitrusfrüchte (Agrumen), was so viel bedeutet wie saure Früchte.«[6] Agrumen – vom italienischen *agrumi* – ist wiederum vom mittelalterlichen lateinischen *acrumen* entliehen, damit wurden saure Früchte bezeichnet, und dieser Begriff wiederum stammte vom klassischen lateinischen Begriff *acer,* »herb , sauer«.

Wer oder was sind denn nun diese Zitronen?

Ob gelb, grün, schwarz, weiß, rot, rund und glatt, runzlig, von Pusteln übersät, mit oder ohne Warzen, klassisch oder seltsam geformt – diese Vitaminbomben haben die Kochkunst revolutioniert. Während bestimmte Länder wie Griechenland und Italien sie wie Göttinnen empfingen, versuchten andere, ihnen die Einfallstraßen zu versperren, weil sie sich mit ihrer Farbe nicht anfreunden konnten, die sie mit Neid und Missgunst in Verbindung brachten. Zur Zeit der Inquisition wurde die arme Zitrone von katalanischen Geistlichen exkommuniziert, weil nach den Worten dieser komplett Verrückten »es dem Teufel nicht gelang, sie so rund und perfekt wie die Orange zu formen und aus seinen Händen eine missgebildete Frucht hervorging …«. Diese Anti-Zitronen-Aktivisten würden vor Entsetzen in ihren Rosenkranz beißen, wenn sie erführen, dass heute Spanien der zweitgrößte Produzent von Zitronen weltweit ist, direkt hinter Argentinien.

Um etwas mehr über diese Wunderwerke der Natur zu erfahren, haben wir Franck Curk, den Guru der Zitronen, gebeten, uns im Schnellverfahren botanisch auf den aktuellen Stand zu bringen und uns die Herkunft unserer rechtschaffenen Alltagszitrone zu verraten. Dieser Spezialist für Zitrusfrüchte im Allgemeinen und für Zitronen und Limetten – gelbe Zitronen und grüne Zitronen – im Besonderen hat zehn Jahre als Agraringenieur gearbeitet und war zuständig für den experimentellen Bereich in der Forschungsstation der INRA in San Giuliano auf Korsika.[7] 2006 ging er nach Valencia in Spanien, um seine Doktorarbeit im Fach Genetik über die Diversität von Limetten und

Zitronen zu schreiben.[8] Seine Forschungsarbeiten untersuchen verschiedene Ansätze zur Analyse der genetischen Diversität von Zitrusfrüchten der Gattung *Citrus* und liefern neue Erkenntnisse über die Herkunft der Limetten- und Zitronenbäume.[9] Seit seiner Rückkehr nach San Giuliano ist er in der Forschung tätig.

Der Baum

Die Zitrone ist eine Zitrusfrucht aus der Familie der Rautengewächse (*Rutaceae*), also Bäumen und Sträuchern der gemäßigten und tropischen Regionen, die ätherische Öle liefern. Alle Zitruspflanzen tragen Dornen, diese sind bei ihnen ein Merkmal der Jungpflanzen. Sie verschwinden mit zunehmender Veredelung durch das Produzieren vieler Stecklinge und durch Pfropfen. Sorten, die aus Kernen gezogen werden, behalten ihre Dornen. Die Mexikanische Limette ist beispielsweise voller Dornen.

Der Stamm der Zitrusbäume ist recht kurz, das Blattwerk ist dicht, glänzend und immergrün. In der *Encyclopädie von Diderot und d'Alembert* wird der Zitronenbaum beschrieben als bewundernswerter, immergrüner Baum, den der Frühling, sozusagen zusammen mit dem Herbst, unseren Augen präsentiert, übersät von Blüten und von Früchten, von denen die einen reif herabfallen, während die anderen gerade erst reifen und wieder andere sich erst zu zeigen beginnen. Als Rivale des Orangenbaums, dem vorgezogen zu werden er möglicherweise verdient, unterscheidet er sich von diesem nur durch seine Frucht und seine Blätter, die groß und dick sind wie die des Lorbeers, jedoch ohne die spitze Form.[10]

Das Holz des Zitronenbaums ist hell, eher hart, schwer und hat eine sehr feine Textur. In Indien fertigt man aus den Ästen Gehstöcke und landwirtschaftliche Werkzeuge.[11] In der Antike war dies den Vermögenden vorbehalten. Nun sollten wir noch über das Holz des Zitronenbaums in der Antike sprechen, das sehr selten und in Rom hochgeschätzt war. Man musste äußerst reich sein und unter prachtvollen Bedingungen leben, um daraus wenigstens Betten, Türen oder Tische zu besitzen; daher schrieb Plinius: »Das Holz dieses Baumes wird auch von den vornehmsten Personen nur selten für Möbel verwendet.« Cicero besaß einen Tisch daraus, der 2000 Écus gekostet hatte. Asinius Pollio hatte seinen für 30.000 Pfund erworben, und es gab welche, die mehr als 40.000 Écus kosteten. Die unterschiedlichen Preise ergaben sich entweder aus der Größe der Tische oder aus der Schönheit der Maserung mit ihren Wellen und Astknoten. Am meisten geschätzt waren Tische mit nur einem Astknoten.[12]

Die Frucht

Haut und Schale der Zitrone setzen sich zusammen aus der äußeren Schale oder Epidermis, auch als Zeste oder *Flavedo* bezeichnet – gelb, grün oder rot – und der *Albedo*, der inneren weißen Schicht.

Der Name

Dem Begriff *Agrumen*, wie er von den Italienern und Franzosen verwendet wird, ziehen Engländer und Spanier die Bezeichnung *Citrus* vor. Sie stammt vom altgriechischen *κεδρος* (Kedros, Zeder) ab, auf Lateinisch wurde daraus *citrus*, anschließend auf Französisch *cédrat* (Cedrat) und *citron*

(Zitrone), auf Englisch *citron*, und im Deutschen Zitrone und Zitronatzitrone. Was heute als grüne Zitrone beziehungsweise Limette – Sauerfrucht – bezeichnet wird, hieß in Frankreich im 14. Jahrhundert *limon*, vom italienischen *limone*, das wiederum aus dem persischen *limún* und arabischen *laymún* hervorgegangen war. Beide stammen vom Sanskrit-Wort *nimbú* ab, das einen speziellen Agrumen-Typ bezeichnet. Das arabische *laymún* hat zum spanischen *lima* geführt, daraus sind *limes* und *limettes* hervorgegangen, die im 16. Jahrhundert Eingang in die französische Sprache fanden. Und aus den französischen *limons* und *limes* wurden auf Englisch *lemons* und *limes,* auf Deutsch Zitronen und Limetten.[13]

Die Farbe

Bevor wir auf die Herkunft der Zitronen und Limetten zu sprechen kommen, müssen wir klären, dass die Bezeichnungen »gelbe Zitrone« und »grüne Zitrone« fehlerhaft sind, und zwar, weil in den tropischen Ländern alle Zitrusfrüchte grün sind, selbst Orangen oder gelbe Zitronen. Sie färben sich nur dann gelb oder orange, wenn sie eine große Temperaturveränderung mitmachen, einen großen Unterschied zwischen Tag und Nacht mit entsprechender Kälte. Eine gelbe Zitrone, die man in Indien kultiviert, wird grün, und eine Limette (grüne Zitrone) wird gelb, wenn man sie auf Korsika anbaut. Die Rangpur-Limette – ein Kreuzungsprodukt aus Zitronatzitrone und grüner Mandarine – ist in Indien grün, in der Kälte Kaliforniens jedoch färbt sie sich orange.

Die Fortpflanzung

Eine weitere wichtige Angabe: Aus Zitruspflanzen lassen sich leicht Hybriden ziehen. Bei den Pflanzen ist der Pollen sozusagen der Vater, die Blüte die Mutter, eine stark duftende, im Allgemeinen weiße Blüte mit vier oder fünf Blütenblättern. Das Klonen von Zitruspflanzen kann natürlich erfolgen oder durch den Menschen. Bestimmte Pflanzen, wie die Mexikanische Limette, haben die Fähigkeit, sich durch ihre Kerne zu klonen. Anders gesagt, wenn man einen Kern der Mexikanischen Limette einpflanzt, besteht die 90-prozentige Aussicht, eine Pflanze zu erzielen, die ein Klon der Mutter ist. Auch mit Stecklingen kann geklont werden: Dazu pflanzt man einen Limettenzweig in die Erde, dieser schlägt Wurzeln, und man hat einen Klon des Baumes, dessen Zweig verwendet wurde. Die dritte Möglichkeit des Klonens ist das Pfropfen (Veredeln). Hierzu nimmt man einen Kern der Bitterorange, der keimen wird, und auf diese Bitterorange pfropft man die Knospe (Edelauge) der Mexikanischen Limette. Aus dieser Knospe geht der Klon des Baumes hervor, von der man die Knospe genommen hat: eine Mexikanische Limette *Citrus aurantifolia*.

Wie alles anfing

Es waren einmal vier Vorfahren. Sie lebten verstreut in verschiedenen Regionen Südostasiens, von den Südhängen des Himalaya über China, Vietnam, Thailand und den Malaiischen Archipel bis nach Indonesien. Aus diesen vier Grundtaxa sind alle Agrumen der Gattung *Citrus* hervorgegangen, die man heute auf dem Markt findet – Zitrone, Orange, Grapefruit, Limette et cetera. Bei den vier Urahnen handelt es sich um *Citrus maxima* aus China, die echte Pampelmuse – keine Pomelo. Diesen sehr dicken, etwas birnenförmigen Urahn sieht man zunehmend an den Marktständen, ein absoluter Blickfang mit dem roten Netz, in dem er steckt. *Citrus reticulata*: die althergebrachte wilde Mandarine, die ebenfalls aus China stammt; *Citrus medica* oder Zitronatzitrone und *Citrus micrantha*: eine wilde Zitruspflanze. Alle gehören sie in die Gruppe, in der man die Papedas, Combavas und Kaffernlimetten findet – und die insbesondere der Ursprung der grünen Zitronen wie der Mexikanischen Limette *Citrus aurantifolia* sind.

Dieses fantastische Quartett entwickelte sich in seinen unterschiedlichen Zonen, wo sie ihr Leben als Zitruspflanzen lebten, glücklich, voll entfaltet und verehrt. In China erhielt der Kaiser im 23. Jahrhundert vor Christi Geburt die Grapefruit und die wilde Mandarine als Geschenk. In Indien war die Zitronatzitrone die Lieblingsfrucht des Gottes Ganesh. Zu einem bestimmten Zeitpunkt jedoch machten sich diese Früchte auf die Reise, wohl mit den Karawanen. Sie begegneten einander, verliebten sich und bekamen viele niedliche kleine Nachkommen.

Die Limetten (grüne Zitronen)

Aus diesen Befruchtungen gingen Wunderwerke hervor wie die Mexikanische Limette. Eine hinreißende kleine grüne Zitrone mit Kernen – Code-Name *Citrus aurantifolia* –, hervorgegangen aus der direkten Kreuzung des Pollens der Zitronatzitrone *Citrus medica*, ihrem Vater, und der Blüte von *Citrus micrantha*, ihrer Mutter. Diese Blüte hat eine Frucht hervorgebracht, die eine *Citrus micrantha* wie ihre Mutter ist, da die Bestäubung die Art der Frucht nicht verändert.

Aber, und nun wird die Geschichte wirklich spannend, in der Frucht gibt es einen Kern, der sie von ihrer Mutter unterscheidet. Aus diesem Kern hat sich ein Baum entwickelt, die Mexikanische Limette, wie wir sie heute kennen, und die ganz einfach als Limette bezeichnet wird. Mit anderen Worten: Die Bestäubung verändert die Art der Frucht nicht. Ihr Kern sorgt dafür, dass eine andere Sorte entsteht.

Diese Kreuzung erfolgte vor sehr, sehr langer Zeit. Die heutige Mexikanische Limette ist jedoch, abgesehen von einigen Mutationen, identisch mit der, die sich aus dem ersten Kern entwickelt hat, da sie sich durch Aussaat identisch vermehrt hat. Anders als ihr Name vermuten lässt, stammt sie nicht aus Mexiko! Sie wird in Mexiko nicht einmal am meisten angebaut, dem Land, das der weltweit führende Produzent der Gewöhnlichen Limette – einer dicken, kernlosen Frucht – ist. Paradoxerweise bevorzugt man auf Tahiti für die Zubereitung des rohen Fisches auf tahitianische Art die Mexikanische Limette, die hier *Taporo Tahiti* heißt.

Die Tahiti-Limette, sehr saftig und kernlos, ist eine triploide Zitrusfrucht – anders gesagt, enthält sie einen dreifachen Chromosomensatz, zwei vom Vater, der Mexikanischen Limette, und einen von der Mutter, der gelben Zitrone. Diese Information ist eine wichtige Erkenntnis, die sich aus der Doktorarbeit von Franck ergibt. Diese Limette hat es nur durch Stecklinge und Pfropfen bis zu uns geschafft, denn sie besitzt keine Kerne. Wenn Sie das nächste Mal eine dieser Früchte in der Hand halten, betrachten Sie sie liebevoll, bevor Sie daraus ein Ceviche zubereiten, und machen Sie sich klar, dass Sie nicht oft die Gelegenheit haben, jemandem mit drei Chromosomensätzen zu begegnen!

Die (gelben) Zitronen

In Menton erzählt man sich eine schöne Geschichte über die Ursprünge der Zitrone: Eva, die zusammen mit Adam aus dem irdischen Paradies vertrieben wurde, nahm eine goldene Frucht mit. Adam, den Zorn Gottes fürchtend, bat sie, die Frucht wegzuwerfen. Sie antwortete ihm, sie würde das tun, allerdings an einem Ort ihrer Wahl. Sie überwanden Berge, Täler, Ebenen ... Kein Ort fand Gnade vor ihren Augen. Plötzlich bemerkten sie zu ihren Füßen Garavan. Die Schönheit des Golfs, das milde Klima, die üppige Vegetation ... Alles erinnerte sie an das Paradies. Hier vergrub Eva die Zitrone in der Erde und an dieser Stelle entstand in der Folge die Stadt Menton.[14]

Natürlich haben wir Franck um seine Meinung zu dieser Geschichte gebeten. Bevor die Zitrone nach Menton kam, ist sie weit gereist und ist etwas mutiert. Der Vater der Zitrone wie auch der Limette ist die Zitronatzitrone *Citrus medica*, entstanden an den Ausläufern des Himalaya. Niemand weiß genau, wann oder wie der ehrwürdige Vorfahr, die Zitronatzitrone – die mit den indischen Gottheiten Ganesh, Devi und Shiva in Verbindung gebracht wird – 600 Jahre vor Christi Geburt nach Mesopotamien gelangte. Dem griechischen Botaniker Theophrastos zufolge, der Alexander dem Großen auf seinen Feldzügen folgte, soll Alexander sie im Indus-Tal entdeckt haben, wo der Zitronatzitronenbaum kultiviert wurde.

Anders als Oliver Stone es uns in seinem Film *Alexander* erzählt, hat also niemals jemand dem großen Eroberer eine Orange geschenkt, da es diese Pflanze damals in der Region noch nicht gab. Zweifellos erhielt der gute Junge eine Zitronatzitrone. Alexander starb vor Ort, Theophrastos jedoch kehrte nach Griechenland zurück und brachte in seiner *Naturgeschichte der Gewächse* Beschreibungen der Zitronatzitrone mit, die damals noch »Persischer Apfel« oder »Apfel aus Medien« genannt wurde. Landwirte, die Alexander begleitet hatten, siedelten die Pflanze in Griechenland an. In der Folge beeilte sich der tapfere Vorfahre, die Zitronatzitrone, den Rest des Mittelmeerraums zu erobern. In Palästina ist der *Etrog* (hebräisch für Zitronatzitrone), die Frucht des »schönsten aller Bäume«, so beliebt, dass Simon Makkabäus, der erste König des unabhängigen Judäas, ihn 142 vor Christi Geburt auf seine Münzen prägen ließ. Ab 136 vor Christi Geburt galt der *Etrog* als heilige Frucht der Juden für das Tabernakelfest und folgte dem Weg der jüdischen Diaspora um das Mittelmeerbecken[15], wie die Gewürze mit Mohammed dem Weg des Islam gefolgt waren. Die Römer akklimatisierten die Frucht in Italien, wo sie, auch wegen ihrer Seltenheit, hochgeschätzt wurde – Kaiser Diokletian (245–313) legte höchstpersönlich den Preis für die Frucht auf 24 Denare fest und damit auf das Zwölffache einer Melone, schlichtweg unverschämt![16] Im Verlauf ihrer Reisen mit verschiedenen Begegnungen brachte die Zitronatzitrone schöne kleine Hybriden hervor, darunter unsere alltägliche Zitrone. Für den allgemein verbreiteten Anbau sorgten die Araber. Im 8. Jahrhundert führten sie die Frucht vom Osten bis nach Spanien im Mittelmeerraum ein.

Die Araber fielen dann im 9. Jahrhundert auf Sizilien ein und brachten Orangen und Zitronen mit. Die Neuankömmlinge liebten das Klima, das ihnen perfekt zusagte, ebenso wie das Klima in Italien, wo man sie sogar an den Hängen der Dolomiten findet. Der Legende nach soll der heilige Franz von Assisi im 13. Jahrhundert die Stadt Limone besucht haben – die

Stadt der Zitrone am Ufer des Gardasees, und er soll sie als Paradies bezeichnet haben – und dort die ersten Zitronenbäume gepflanzt haben. In diesen Ort verliebte sich Goethe und beschwor ihn in seinem Gedicht »Kennst du das Land, wo die Zitronen blühn?«. Auch träumte er davon, sich dort niederzulassen. Erstmals erwähnt wurde die Zitrone im 12. Jahrhundert im *Livre de l'Agriculture* (»Buch der Landwirtschaft«) von Ibn al-Awwam, einem andalusischen Agronom, der in der Nähe von Sevilla Zitruspflanzen kultivierte und drei Zitronensorten erwähnte. Anschließend war Christoph Kolumbus an der Reihe, den Zitronenbaum und seine Verwandten aus der Familie der Agrumen zu verbreiten. Auf seiner zweiten Reise hatte er sie im Gepäck und ließ einige Exemplare auf Hispaniola und auf dem amerikanischen Kontinent zurück, wo sich die kleine Welt der Zitronen dann entfalten konnte.

Die Niederländer übernahmen es, die Zitrone in Südafrika einzuführen, der Rest ist bekannt.

Die Zitronatzitrone ist der Ursprung aller sauren Zitrusfrüchte, aber sie ist immer der Papa, nie die Mama. Francks Arbeiten bestätigen die Bitterorange oder Pomeranze als Mama der Zitrone. Und die Bitterorange wiederum – sie gehört nicht zu den vier Vorfahren – ist eine direkte Hybride aus der Kreuzung von Mandarine und Pampelmuse.

Die Zitrone liebt die tropischen Länder nicht und ist an zu heiße Regionen nicht angepasst. Sie bevorzugt Italien, Korsika, Spanien, Argentinien oder Kalifornien, nicht jedoch Florida, wo es ihr zu heiß ist. Fachleute gehen davon aus, dass die Zitrone an den Ufern des Mittelmeers entstanden ist, in Mesopotamien, Persien oder der Türkei, weil die Zitronatzitrone und die Pomeranze die ersten Zitruspflanzen waren, die, lange vor der Orange, in diese Regionen kamen. Dort ist sie wirklich in ihrem Element. Es gibt mehr als 50 Sorten, die geläufigsten Zitronen sind:

Eureka

Der Star in den Supermärkten. Diese ursprünglich sizilianische Sorte wird am meisten angebaut. Der Baum »der vier Jahreszeiten«, wie er genannt wird, trägt in acht von zwölf Monaten Früchte. Diese sind eiförmig, haben eine kurze Ausstülpung, ein sehr saftiges und saures Fruchtfleisch.

Lisbon

Alte portugiesische Sorte. Von der Form her ähnelt sie der Sorte Eureka, nur mit einer stärker hervortretenden Ausstülpung. Die Früchte produzieren viel Saft und sind sauer.

Feminello

Seit dem 4. Jahrhundert in Italien präsent. Diese Sorte wird auf der italienischen Halbinsel am meisten kultiviert, der Baum wird ebenfalls als *Vier-Jahreszeiten-Baum* bezeichnet. Die Früchte sind mittelgroß mit Ausstülpung. Der Name ändert sich je nach Ernteperiode: Primofiore: von September bis November; Limoni: von Dezember bis Mai; Bianchetti: von April bis Juni; Verdelli: von Juni bis September. Zur Sorte Feminello zählen unter anderem:

- Adamo aus Mascala, Giarre, Metropolitanstadt Catania auf Sizilien.
- Cerza aus San Gregorio, Metropolitanstadt Catania auf Sizilien.
- Santa Teresa aus Santa Teresa Riva in Messina.

- Feminello Continella, eine fast kernlose Sorte, die ihren Namen dem Produzenten Saviero Continella verdankt.
- Feminello Sfusato oder Sfusato d'Amalfi, fast kernlos, sehr reich an ätherischen Ölen. Mit der Schale dieser Zitrone wurde der erste Limoncello zubereitet.

Fino

Dies ist eine spanische Sorte, die auch unter den Namen Mesero, Blanco und Primofiori oder Primofiore bekannt ist. Die von Oktober bis Juni reifen Zitronen sind klein, saftig, sauer und haben wenige Kerne. Sie werden häufig für eine Kübelkultur verwendet.

Meyer Citrus meyeri

Die Sorte stammt aus China und wurde 1908 von Frank N. Meyer vom U.S. Department of Agriculture in die USA eingeführt. Es handelt sich um eine Hybride, deren Mutter noch nicht identifiziert wurde. Die Früchte sind eher orange mit feinerer Schale und einem wenig sauren Fruchtfleisch mit vielen Kernen. Die Meyer-Zitrone hat sich zum Star der kalifornischen Fusionsküche gemausert.

Verna

Diese Sorte wird in Spanien am meisten kultiviert. Die Pflanze gehört zur Gruppe der Vier-Jahreszeiten-Bäume, auch wenn die Früchte vom Ende des Sommers weniger geschätzt werden. Die Zitronen sind groß, haben eine vorstehende Ausstülpung und eine etwas raue Schale. Sie sind sehr saftig und haben nur wenige Kerne.

Villafranca

Eine sizilianische Sorte, die 1853 in den USA eingeführt

wurde, vor allem jedoch in Israel kultiviert wird. Der Baum wird ebenfalls als Vier-Jahreszeiten-Baum bezeichnet, die meisten Früchte werden jedoch im Sommer geerntet. In der Küche werden die Früchte sehr geschätzt.

Volkameriana, Citrus volkameriana oder rote Zitrone
Eine Hybride der Zitrone *Citrus limon* und der Bitterorange *Citrus aurantium*. Schale und Fruchtfleisch haben eine schöne orange Farbe. Die Frucht hat einen leicht bitteren Geschmack mit Bergamotteduft und vermehrt sich durch Aussaat.

Seit dem 2. Oktober 2015 gibt es eine Sorte mit geschützten geografischen Angaben, sechsmal in Italien und einmal in Frankreich, nämlich die *Citron de Menton.* »Die *Citron de Menton* stammt von Zitronen der Spezies *Citrus limon* der Sorten Adamo, Cerza, Eureka, Santa Teresa ab.«[17] Die Ernte wird bereits vorab an bedeutende Küchenchefs verkauft. Erstmals erwähnt wurde die Kultur von Zitronenbäumen in Menton – genauer gesagt von 67 Bäumen zusammen mit Orangenbäumen – im Jahr 1471. Im 17. Jahrhundert setzte Fürst Louis von Monaco nach dem Vorbild von San Remo den »Magistrat des citrons (oder Magistrat des limons) ein. […] [Bei] diesem Rat handelt es sich um 18 Personen, die vom Fürsten ernannt werden und gewissen Bestimmungen unterworfen sind.« Dieser Rat befasste sich mit der Ernte und dem Verkauf der wertvollen Früchte, die ausgelesen, nach Größe sortiert und in Teerpapier verpackt wurden, das in Genua hergestellt wurde. Und wehe denen, die die Vorschriften nicht einhielten oder Zitronen schlechter Qualität verkauften! Gleiches galt für Diebe. Sie mussten körperliche Züchtigungen ertragen, darunter »die Estrapade, dabei wurde der Verurteilte mit zusammengebundenen Füßen und Handgelenken hochgezogen und dann bis knapp vor dem Boden fallen gelassen, wobei der Vorgang so oft wie nötig wiederholt wurde.« Wiederholungstäter erhielten die Galeerenstrafe.[18] In Frankreich beschränkte sich der Zitronenanbau nicht auf Menton, die Früchte wurden in der gesamten Region Alpes-Maritimes und auf Korsika gezüchtet.

Alle Zitronen sind nahe Verwandte, da sie alle von denselben Eltern abstammen. Unterschiede zwischen den Sorten sind auf genetische Mutationen durch den Menschen zurückzuführen, daraus ergeben sich jedoch keine neuen Hybriden. Sie hängen mit der von Menschen getroffenen Auswahl und dem jeweiligen Herkunftsgebiet zusammen. Beschrieben wird diese spezifische Besonderheit in der Enzyklopädie von Diderot und d'Alembert: »Die am meisten geschätzte Zitronenbaumart ist die von Florenz. Jede einzelne Zitrone wird in Florenz für 50 Sous unserer Währung verkauft: Man sendet sie als Geschenk an die verschiedenen Höfe Europas. Diese besondere Art erreicht ihre Perfektion nur in der Ebene zwischen Pisa und Livorno, und obgleich man diese Zitronenbäume von dort an verschiedene andere Orte Italiens transportiert hat, verlieren sie immer unendlich viel von diesem besonderen Aroma, diesem feinen Geschmack, die ihnen die Region dieser Ebene verleiht.«[19]

Ein und dieselbe Zitrone entwickelt sich unterschiedlich, ob sie in tropischer Umgebung, auf Korsika oder in Menton kultiviert wird. Die Zitrone von Menton ist jedoch keine Varietät, sondern die Unterschiede sind rein regional bedingt: Anders gesagt, es liegt am Boden – den Terrassen von Menton –, dem Klima und dem Know-how. Die Clementine von Korsika ist ein regionales Produkt. Diese Varietät kann auch in Spanien kultiviert werden, ergibt aber niemals das gleiche Ergebnis. Das

Prinzip ist dasselbe wie beim Wein. Man kann einen Merlot überall anbauen, einen Bourgogne-Wein jedoch nicht. Zitruspflanzen sind kleine Wesen, die auf ihr Terroir, den Bodentyp, das Klima und Know-how sehr empfindlich reagieren.

Der größte Produzent gelber Zitronen ist Spanien. Das Land hat auch Plantagen in Argentinien zurückgekauft, sodass es ganzjährig Zitronen verkaufen kann. Italien produziert vorwiegend hochwertige Zitronen wie die fantastischen Amalfi-Zitronen der Halbinsel Sorrent, die man außerhalb Italiens nur sehr selten bekommt.

Milde Zitronen und Limetten

Es gibt eine milde Zitrone mit denselben Merkmalen wie eine Eureka- oder Lisbon-Zitrone, jedoch ohne die Säure. Es handelt sich um die Mutation einer sauren Frucht, die auf ihrer Reise milder geworden ist. Leider ist diese Zitrone im Handel kaum zu finden.

Milde Limetten wie die Limonette de Marrakech (*citron beldi* oder *galet* oder *boussera*), die »Nippel«-Limette oder die Bergamotte von Tunis sind Varietäten, die der Zitrone sehr ähnlich sind. Sie haben dieselben Eltern: Vater ist die Zitronatzitrone und Mutter die Bitterorange, es handelt sich jedoch nicht um dieselbe Kreuzung, denn sie sind aus einem anderen Kern hervorgegangen. Es sind Zitruspflanzen-Brüder. Diese Limetten verwendet man für die Zubereitung einer echten Tajine und von Feingebäck.

Milde Limetten wie die palästinensische Limette und die brasilianische Limette, die sich von der »Nippel«-Limette leicht unterscheiden, sind Hybride mit Vater Zitronatzitrone und unbekannter Mutter – man weiß nur, dass es sich um eine Mischung aus Mandarine und Pampelmuse handelt, jedoch keine Bitterorange.

Schwarze Zitronen und weiße Zitronen

Im Oman werden sie auch Loomi, Limoo genannt, im Iran *limoo amani*, im Irak *noomi basra*. Es handelt sich um Limetten, die in Salzwasser gekocht und anschließend auf den Sanddünen in der Sonne getrocknet werden. Sie werden hart wie Holz und nehmen eine schwarze Farbe an. Weiße Zitronen sind gelbe Zitronen, die nicht gekocht, sondern nur in der Sonne getrocknet werden. Dieser Aufenthalt in der Wärme, ohne den Kochvorgang zu durchlaufen, verleiht ihnen eine beige Farbe und einen aromatischeren Geschmack als den der schwarzen Zitronen. Nimmt man diese getrockneten Hesperidien in die Hand, sind sie leichter als ein Ping-Pong-Ball. Die schwarzen Zitronen verströmen einen einzigartigen, metallischen Duft. Nimmt man ein kleines Stück davon und legt es sich auf die Zunge, erkennen die Papillen zuerst den Geschmack einer hochkonzentrierten Zitrusfrucht wie von den weißen Zitronen, es kommen dann jedoch noch salzige und süße Geschmacksnoten hinzu. Kurz gesagt: Genuss pur.

Die Zitronatzitrone oder Cedrat, Citrus medica

In den Geschäften schwer erhältlich. Sie wird vor allem für kandierte Früchte verwendet, wie man sie im Panforte und weiteren Delikatessen findet. Die geläufigsten sind:

Diamante

Italienischer Ursprung. Sehr große Frucht mit glatter und dicker Schale. Wird vor allem für die Süßwarenherstellung verwendet.

Etrog

Der jüdischen Religion zufolge »die schönste Frucht des schönsten Baumes«. Ein hauptsächlich in Israel kultiviertes Wunderwerk.

Combava Citrus hystrix DC

Wird auch Kaffernlimette, Makrut oder Mauritius-Papeda genannt. Sie hat Ähnlichkeit mit einer eingedellten Limette. Verwendet werden überwiegend die Blätter und die Schale mit starkem Duft von Zitronengras für bestimmte Gerichte sowie Getränke der asiatischen Küche und der Küche am Indischen Ozean. Vor allem ist sie jedoch wegen ihres ätherischen Öls begehrt.

Buddhas Hand

»In den deutschen Ephemeriden ist die Rede von monströsen Zitronen in Form einer Hand«.[20] Pater d'Entrecolles sandte von China aus die Abbildung einer von den Chinesen als Hand Gottes bezeichneten Zitrone, um die sie viel Aufhebens machten wegen ihrer Schönheit und ihres Dufts. Diese Frucht ist so geformt, dass man glaubt, die Finger einer sich schließenden Hand zu sehen. Die Seltenheit dieser Frucht hat chinesische Arbeiter dazu veranlasst, sie nachzubilden, in Form gebracht mit verschiedenen Eisendrähten als Darstellung der Finger. »Stammte diese von den Wissbegierigen aus Deutschland beschriebene Zitrone aus dem Saatgut dieser chinesischen Zitrone oder hatte ihre Form besondere Gründe, die ihre Art verändert hatten?«[21]

Wie ein Außerirdischer unter den Hesperidien erinnert Buddhas Hand an zwei große aufgeblasene Gummihandschuhe mit jeweils sieben, acht oder zehn Fingern, die sich gegenüberliegen oder auch einmal sternförmig angeordnet sind. Diese eigenartige Zitrusfrucht ist eine genetische Mutation der Zitronatzitrone. Sie hat weder Fruchtfleisch noch Kerne und kann nur durch Stecklinge oder Pfropfen vermehrt werden. Sie ist jedoch eine echte *Citrus medica* und verströmt auch deren Duft. Ihr sehr bizarres Aussehen hat dazu geführt, dass der Mensch sie vor dem Verschwinden bewahrt hat.

Bergamotte

Sie ist eine direkte Hybride, hervorgegangen aus einer gelben Zitrone als Vater und einer Bitterorange als Mutter. Sie wird zur Herstellung von ätherischen Ölen verwendet. Man findet sie im Earl-Grey-Tee, in den Bergamotte-Bonbons aus Nancy und den Madeleines aus Commercy. Es handelt sich weder um die tunesische Bergamotte noch um die Limonette de Marrakech. Sie wurde lange Zeit überwiegend in Italien produziert, inzwischen hat diese Aufgabe jedoch die Elfenbeinküste übernommen.

Rote Zitrone

Diese *Citrus volkameriana* ist eine Wildsorte mit Bergamotte-Duft, deren Früchte inklusive des Fruchtfleisches wunderschön orangefarben sind. Die leicht bittere Note ist interessant, um den Geschmack bestimmter Speisen zu heben.

Yuzu

Sie ist keine Zitrone und man hat sie unter genetischem Gesichtspunkt noch nicht vollständig erforscht.

Kaviar-Limette

Als Dekoration für kleine Gerichte und Cocktails genial,

aber keine *Citrus*. Sie gehört zu einer anderen botanischen Gattung – *Micro citrus* –, einer in Australien beheimateten Wildlimette, von der es mehrere Varietäten gibt. Es besteht keine verwandtschaftliche Verbindung zur Zitrone oder Limette. Die Pflanze wächst im australischen Busch und wird von der australischen Regierung als sogenanntes einheimisches Lebensmittel gewürdigt.

Wie wählt man Zitronen am besten aus?

Dem *Guinessbuch der Rekorde* zufolge wog die bisher weltweit schwerste Zitrone, die 2003 in Israel geerntet wurde, 5,27 Kilogramm. Ob der Mensch, der sie geerntet hat, sie auch ausgepresst hat, entzieht sich unserer Kenntnis.

Eine Zitrone enthält die täglich empfohlene Dosis Vitamin C, dabei handelt es sich jedoch um die komplette Frucht inklusive der Schale. Der Saft ergibt etwa ein Drittel der von uns benötigten Ration. Sollten Sie einen Entsafter besitzen, können Sie ihn hier gut einsetzen, um die komplette Frucht zu verwerten. Die beiden Zitronensorten Eureka und Lisbon, die sich stark ähneln, enthalten etwa acht Kerne.

Die Frucht eines Zitronenbaums ist nicht immer einfach von der eines Limettenbaums zu unterscheiden: Woher soll man wissen, ob eine kleine gelbe Zitrone auch wirklich eine Zitrone ist und nicht eine kleine, gelb gewordene Mexikanische Limette? Überprüfen Sie dies mittels Test in einer Schüssel. Keine Sorge, das ist für die Zitrusfrucht völlig schmerzfrei. Füllen Sie ein Gefäß mit Wasser und legen Sie die *Citrus* hinein. Zitronen schwimmen und Limetten gehen unter. Warum? Wegen der Dichte, sagen die Physiker. Denn Limetten haben eine höhere Dichte als Zitronen:

- **Zitrone:**
  Dichte = 101 Gramm ÷ 99 Milliliter = 1,02 Gramm/Milliliter

- **Limette:**
  Dichte = 101 Gramm ÷ 90 Milliliter = 1,12 Gramm/Milliliter

Zitronen

Wählen Sie, unabhängig von der Sorte, immer Zitronen, die schön, prall, von strahlendem Gelb, gleichmäßiger Färbung und ohne Flecken oder Schimmel sind. Die Früchte sollen schwer sein, ihre Schale nicht zu dick. Lassen Sie auf jeden Fall die Finger von weichen Zitronen – dies ist ein Zeichen, dass sie bereits alt sind –, von Früchten mit braunen Flecken oder mit sehr dicker Schale. Buddhas Hand soll wunderbar hellgelb sein und vor allem nicht zerknittert aussehen.

Limetten

Limetten sind rund oder oval. Ihr Durchmesser beträgt zwischen drei und sechs Zentimeter. Ihre dünne, fest haftende Schale bedeckt ein saftiges, sehr saures und stark aromatisches Fruchtfleisch. Fruchtfleisch und Schale sind grün und tendieren zu gelb, wenn die Frucht reif ist. Es gibt verschiedene Limettensorten. Die beiden Sorten, die man auf dem Markt am häufigsten antrifft, sind die Mexikanische Limette – eine kleine runde oder ovale Frucht mit dünner dunkelgrüner Schale – und die Tahiti-Limette: eine größere, saftigere Frucht ohne Kerne und nicht ganz so sauer.

Suchen Sie schöne grüne Kandidaten aus, die fest, pausbackig und für ihre Größe schwer sind. Im Prinzip sind Früchte mit kleinen Punkten am saftigsten. Die Schale soll glatt, weich und leicht glänzend sein. Gnadenlos ablehnen sollten Sie die unglücklichen Exemplare mit stumpfer, zerknautschter oder schrumpeliger Schale. Dies gilt auch für schlaffe Exemplare, sehr harte oder solche, die auszutrocknen beginnen. Die große Limette – Tahiti-Limette, Persische Limette oder Bears-Limette – soll eine schöne grüne Farbe haben. Die Mexikanische Limette oder Limette von den Antillen ist eine kleine runde oder ovale Frucht mit dünner Schale und dunkelgrüner Farbe. Kleine braune Flecken auf der Tahiti-Limette sind kein Hindernis, meiden Sie hingegen Mexikanische Limetten oder Limetten von den Antillen, die von hässlichen braunen Flecken entstellt werden. Gehen Sie mit den hübschen Kleinen vorsichtig um, sie sind empfindlicher als die Zitronen.

Die Kaffernlimette

Diese Limettenart wird auch als Combava bezeichnet, in Thailand auch als Makrut.

Sie ist von Natur aus sehr schrumpelig und von Pusteln übersät. Wählen Sie Früchte von schöner dunkler Farbe, fest und ohne braune Flecken.

ACHTUNG

Ob gelb, grün oder rot – wählen Sie vorzugsweise immer Bioqualität, insbesondere, wenn Sie die Schale oder Zeste nutzen. Andere Früchte in eine Lösung aus Wasser, Essig und Natron tauchen, um Reste von Pestiziden und Verschmutzungen zu entfernen. Vor Gebrauch abspülen und trocknen.

Der richtige Umgang mit Zitronen

Die Aufbewahrung von Zitronen

Nach der Ernte atmen und reifen die Zitronen weiter. Je mehr sie atmen und je mehr Kohlendioxid sie produzieren, desto schneller verderben sie und brechen uns das Herz. Um diesen Prozess zu verlangsamen und sie länger aufbewahren zu können, legen Sie die lieben Kleinen in den Kühlschrank.

Die Zitronen Eureka und Lisbon halten sich in einer Frischhaltebox im Kühlschrank problemlos zwei Wochen. Die Meyer-Zitrone hält sich ungefähr eine Woche.

Tahiti-Limetten oder Persische Limetten bleiben drei Wochen schön, wenn Sie sie in einem Plastikbeutel in die Gemüseschublade im Kühlschrank legen. Mexikanische Limetten oder Limetten der Antillen halten ungefähr fünf Tage.

ACHTUNG
Etwa eine Viertelstunde vor dem Verzehr sollten Sie die Zitronen aus dem Kühlschrank nehmen, damit sie ihren Geschmack und ihr Aroma wieder voll entfalten können.

Saft und Schale (Zeste) können eingefroren werden. Gießen Sie den Saft in einen Eiswürfelbereiter. Ein Eiswürfel ergibt einen Esslöffel Saft. Frische Zeste kann ebenfalls im Gefrierbeutel tiefgekühlt werden.

Kandierte Zesten in Zucker einlegen, getrocknete Zesten in dicht verschließbaren Behältern kühl und lichtgeschützt in einem Schrank aufbewahren.

Blätter vom Zitronen- und Limettenbaum lassen sich ausgezeichnet einfrieren und sind eine wahre Freude, um Fisch mit Combava, eine Soße oder einen zart parfümierten Tee zuzubereiten.

Wie werden Zitronen richtig aufgeschnitten?

Dünne Scheiben gelingen am besten mit einem Gemüsehobel. Um dickere Scheiben oder Viertel zu schneiden oder um Zitronen zu schälen, brauchen Sie ein sehr scharfes Messer. Eine schöne gelbe Zitrone ergibt sieben bis zehn Scheiben.

Wie werden Zitronen am besten ausgepresst?

> »Man kann nicht alles mit Worten ausdrücken. Zitronen zum Beispiel.«

GUT ZU WISSEN

- Eine Zitrone ergibt ungefähr 40 Milliliter Saft, das entspricht 2 oder 3 Esslöffeln.
- 500 Gramm Zitronen – etwa 4 oder 5 mittelgroße Früchte – ergeben zwischen zwei Dritteln und einer Tasse Saft.
- Der Saft der Tahiti-Limette ergibt etwa 2 Esslöffel Saft, eine Mexikanische Limette etwas weniger.
- Zitronensaft enthält etwa 5 Prozent Zitronensäure.

Wenn Sie nur wenig Saft benötigen, stechen Sie die Zitrone mit einem Messer unten ein und pressen etwas Saft über einem Glas aus. Anschließend die Zitrone bis zur weiteren Verwendung mit dem Einschnitt nach oben im Kühlschrank in einen Eierkarton stellen. So trocknet sie nicht so schnell aus und hält sich besser als eine halbierte Zitrone.

Sie können die Zitrone auch mit einem Zahnstocher einstechen, den benötigten Saft auspressen und dann den Zahnstocher wieder in das Loch stecken, bevor Sie die Zitrone dem Kühlschrank anvertrauen.

Um das Maximum an Saft zu gewinnen, nehmen Sie die Zitrone(n) eine Stunde vor dem Auspressen aus dem Kühlschrank. Sobald sie Zimmertemperatur haben, werden Sie auf der Arbeitsfläche unter kräftigem Druck mit der Handfläche hin- und hergerollt, damit der Saft aus dem Fruchtfleisch austritt. Nach dieser liebevollen kleinen Massage werden sie sich (saftmäßig) als großzügig erweisen.

Um die Zitronen zu ermuntern, widerstandslos ihren Saft abzugeben, können Sie sie auch 24 Stunden ins Gefrierfach legen und dann vor dem Auspressen auftauen lassen.

Eine besonders harte Zitrone stechen Sie mit einer Gabel oder einem anderen spitzen Gegenstand ein und legen sie anschließend für 20 Sekunden bei Höchsttemperatur in die Mikrowelle. Zwei Minuten warten, dann auspressen.

Widerspenstige können Sie zur Saftabgabe anregen, indem Sie sie in einer Schüssel mit kochendem Wasser bedecken. Eine Viertelstunde im Wasser liegen lassen. Nach dieser Schockbehandlung die Früchte auf der Arbeitsfläche rollen und auspressen. Für schwierige Fälle verwenden Sie einen Nussknacker.

Zum Auspressen von Limetten und auch von Zitronen gibt es eine spezielle Zitronenpresse, die die Zitrone zerdrückt, ohne die Membran zu zerreißen, wodurch die Zitrone bitter wird. Sie funktioniert wie eine Knoblauchpresse und ist unter Bezeichnungen wie Limettenpresse, Zitruspresse mit Zangengriff oder Saftpresse im Internet zu finden.

Damit die Zitronenviertel, die man über Fisch oder anderen Speisen auspresst, nicht ins Auge spritzen, genügt es, sie vor dem Auspressen mit einer Gabel einzustechen.

Wie gewinnt man die Zitronenschale?

Der antike römische Feinschmecker Apicius erklärt, in einem gut geführten Haushalt müsse man bei den Würzmitteln immer Zitronatzitronen-Zesten vorfinden. Er gibt an, dass die Römer diese Früchte in Glasgefäßen verwahrten, die mit Salz gefüllt waren. Die Zitronenzeste ist der äußere Teil der Schale, die die duftenden und aromatischen Öle dieser Zitrusfrucht enthält. »Ihre äußere Schale ist wie Leder, dünn, bitter, wärmend, anfangs grün, gereift dann goldfarben und von durchdringendem Duft.«[22] Diese Schale verleiht den Speisen einen intensiven Geschmack, von der Vorspeise bis zum Dessert, und auch die Getränke sind davon nicht ausgenommen. Der weiße Teil unter der Zeste heißt Albedo oder Mesokarp: »Der innere Teil der Schale mit dem Fruchtfleisch ist dick und knorpelig, fest, weiß, süßlich, etwas sauer und leicht duftend.«[23]

Man nimmt eine schöne Zitrone und wäscht sie sorgfältig, bevor man die Zeste reibt. Dann trocknet man sie noch mit Küchenpapier oder einem hübschen Geschirrtuch, bevor man ihr mit unserer kleinen Ausrüstung zu Leibe rückt.

Für sehr fein abgeriebene Zitronenschale nimmt man eine Reibe. Wenn Sie eine Reibe mit verschieden großen Löchern haben, verwenden Sie die Seite mit den kleinsten Löchern.

Das Beste vom Besten jedoch ist eine Mikroreibe, mit der Zitrusfrüchte, Hartkäse, Muskatnüsse und so weiter fein gerieben werden können. Dieses Profiwerkzeug wurde von einer Kanadierin entwickelt, die, von der völligen Wirkungslosigkeit ihrer alten Raspel zur Verzweiflung gebracht, die Lieblingsholzreibe ihres Mannes beschlagnahmt hatte, um stressfrei reiben zu können. Und oh Wunder! Von dem Ergebnis völlig verblüfft, beschloss sie, ihre Erfindung zum Patent anzumelden. Es versteht sich von selbst, dass ihr Mann ihr das Ausleihen seines Tischlerwerkzeugs verziehen hat. Diese Mikroreibe also ist sehr schmal und flach oder leicht gebogen, mit winzigen scharfen Löchern, mit denen sich die Schale der Zitrusfrüchte an der Oberfläche abreiben lässt. Etwa so wie bei einer sehr feinen, sehr wirksamen Käsereibe, auf der man die Frucht abreibt und dabei dreht: Die Frucht bewegt sich, nicht die Reibe. Dies ist bei Weitem das wirkungsvollste Werkzeug. Wenn Sie die Reibe dann noch mit Frischhaltefolie abdecken, verlieren Sie nichts von der Schale, die in der Reibe verbleibt und müssen sie anschließend nicht waschen.

Für Zesten, die als Streifen oder in Spiralen abgezogen werden sollen, sehr dünn und ohne Mesokarp, zücken Sie Ihren schärfsten Sparschäler. Oder, was jedoch unpraktischer ist, ein sehr scharfes Messer, um die Schale hauchdünn und vorsichtig abzuziehen. Es gibt auch den Zestenreißer oder Zesteur: ein seltsam geformtes Messer, mit dem die äußerste Schale in kleinen Fäden abgezogen werden kann. Der Zesteur ist so konstruiert, dass die weiße Schicht (Albedo) nicht mit abgezogen wird, die Zesten sind jedoch etwas breit.

Falls die Zitrone zu weich ist, um die Schale gut abreiben zu können, legen Sie sie ein paar Minuten ins Gefrierfach.

Die Zitronen, deren Schale man am besten abreiben kann, haben eine kräftige Farbe und duften stark, wenn man an ihnen reibt. Bei Zitronen mit dünner Haut ist es schwieriger, die Schale abzureiben oder abzuziehen.

Wenn Sie von einer Zitrone den Saft und die Schale verwenden, reiben Sie zuerst die Schale ab und pressen die Frucht dann aus. Haben Sie die Schale bereits verwendet, benötigen den Saft aber erst später, wickeln Sie die Zitrone in Frischhaltefolie, bevor Sie sie in den Kühlschrank legen, so bleibt sie schön saftig.

Wird nicht die gesamte Zitronenschale benötigt, packen Sie den Rest in einen kleinen Gefrierbeutel und ab in die Gefriertruhe.

GUT ZU WISSEN

- Eine gelbe Zitrone ergibt 1 EL frische Zitronenschale.
- 1 EL frische Schale ergibt 1 TL getrocknete Schale.
- Eine grüne Zitrone ergibt 2 TL frische Zitronenschale.
- 2 TL frische Schale = ½ TL getrocknete Schale

Wie werden Zitronenschalen getrocknet?

Die Schalen eine Woche auf einem Gitter an der frischen Luft lassen, ohne dass sie einander berühren. Sobald sie gut getrocknet sind, bewahren Sie sie im Ganzen auf oder mahlen Sie sie in einer Gewürzmühle oder Küchenmaschine. In einem dicht verschließbaren Glasbehälter verwahren. Sie können sie auch in ein Plastikgefäß geben, aber dieses wird den Geruch auf ewig behalten. Wird frische Zitronenschale bei einem Rezept durch getrocknete Zitronenschale ersetzt, reduziert sich die Menge um zwei Drittel. Mit anderen Worten, wenn im Rezept 3 Teelöffel frische Zitronenschale angegeben sind, nehmen Sie 1 Teelöffel getrocknete Zitronenschale, da diese deutlich intensiver als die frische Schale ist.

Zur Herstellung von Vitamin C die Schale – Zeste und Albedo – von allen Zitrusfrüchten aufbewahren. Diese trocknen, wie oben beschrieben, und anschließend (fein) mahlen. Geben Sie 1 Teelöffel dieses Pulvers zu Ihren Smoothies oder Fruchtsäften. Das Pulver in einem lichtundurchlässigen, dicht schließenden Behälter oder in der Gefriertruhe aufbewahren. Geben Sie hierfür einen Teelöffel Pulver in jedes Abteil eines Eiswürfelbereiters. So verfügen Sie über gebrauchsfertige Dosen.

Wie können die Blätter unserer Zitruspflanzen verwendet werden?

Die Blätter des Zitronenbaums oder der Kaffernlimette kommen frisch oder getrocknet in der Küche oder als Aufguss zum Einsatz, wie Lorbeerblätter.

Ein bitteres Wasser wird durch Destillation der Bitterorangenblätter gewonnen. Verwendet wird es wie das Orangenblütenwasser in der Feinbäckerei. Dieses sehr alte, regionale Produkt findet man in Südfrankreich.

Wie werden schwarze und weiße Zitronen verwendet?

Wie ein Gewürz oder Würzmittel. Man kann sie im Mörser zu einem feinen Pulver zerstoßen und damit Fisch, weißes Fleisch, Eis, Erdbeeren und so weiter aromatisieren. Man kann sie auch im Ganzen zu Tajines, Suppen und Soßen dazugeben, dann aber mehrfach eingestochen. In der Kochflüssigkeit, der sie ein feines Aroma verleihen, werden sie wieder rehydriert.

Zitronenersatz

Bestimmte Pflanzen haben einen Zitronengeschmack und/oder Zitronenduft, wie das Zitronengras, bestimmte Basilikumarten, etwa Zitronenbasilikum oder indonesisches Basilikum, Zitronenverbene, Zitronenthymian, Zitronenminze, auch als Bergamotte-Minze bezeichnet, und nicht zu vergessen die Pelargonien mit intensivem Zitronenduft und die Zitronenmelisse, vor denen Mücken in Windeseile flüchten.

ACHTUNG

Vermeiden Sie Zitronen in jeglicher Form, wenn:

- Sie allergisch auf Zitrusfrüchte reagieren.
- Sie unter gastroösophagealer Refluxkrankheit, peptischer Ösophagitis, akutem Zwerchfellbruch leiden, denn unsere Lieblingszitrusfrucht kann die Speiseröhrenschleimhaut reizen oder Sodbrennen verursachen.
- Nehmen Sie Zitronen nicht gleichzeitig mit bestimmten säurehemmenden Medikamenten zu sich. Warten Sie nach der Medikamenteneinnahme drei Stunden, bevor Sie Zitrone oder Zitronensaft zu sich nehmen.
- Zitronensaft greift, vor allem in großen Mengen genossen, den Zahnschmelz an. Trinken Sie Zitronensaft zum Schutz Ihrer Zähne mit einem Strohhalm.
- Vermeiden Sie den Verzehr von Zitronenschale, wenn Sie unter Nieren- und Gallenproblemen leiden oder häufig mit Sodbrennen zu tun haben.

Ätherisches Zitronenöl

Das ätherische Zitronenöl befindet sich in der Schale und soll Räuber fernhalten – kletternde oder fliegende –, die die Früchte zu vernichten drohen. Es wirkt bakterienabtötend, insektenvernichtend, antimikrobiell und fungizid. Um das Öl zu extrahieren, werden die Zesten kalt gepresst. Für ein Kilogramm Zitronenessenz wird die Schale von 3000 Zitronen benötigt. Diese Essenz ist nicht zu verwechseln mit dem ätherischen Petit-Grain-Öl, einem ätherischen Öl, das durch Destillation der Blätter, Blüten und kleinen Zweige der Zitruspflanze und kleinen Früchten gewonnen wird und zum Aromatisieren von Aufgüssen der Blüten und Blätter des Zitronenbaums verwendet wird.

ACHTUNG

- Von der Verwendung ätherischen Zitronenöls ist während der ersten drei Monate der Schwangerschaft und während der gesamten Stillzeit abzuraten.
- Bei Kindern unter fünf Jahren sollten keine ätherischen Öle angewendet werden.
- Chronisch Kranke und alte Menschen müssen vor der Verwendung von ätherischen Ölen ihren Arzt befragen.
- Ätherisches Zitronenöl wirkt photosensibilisierend, erhöht also die Empfindlichkeit für Sonneneinstrahlung. Setzen Sie sich daher nach der Anwendung des Öls nicht der Sonne aus.
- Ätherisches Zitronenöl wirkt hautätzend: Wenden Sie es nicht unverdünnt auf der Haut an, sondern mischen Sie es mit einem Pflanzenöl.

2
Die Zitrone in der Hausapotheke

Die Amerikaner waren Anfang des 20. Jahrhunderts die ersten, die eine sensationelle Werbekampagne über die Vorteile der Zitrone lancierten und die erste »Reklame« für dieses Wunderheilmittel machten. Die Marketinggenies von Sunkist veröffentlichten 1910 eine Broschüre, die unter anderem die keimtötenden Eigenschaften der Zitrone rühmt, »reich an organischen Salzen, die die Arzneimittel der Natur sind«, und mit denen sich alles behandeln lässt, von Lungeninfektionen über Akne bis zu Bienenstichen. Was die Limonade betrifft, besänftigt sie den Magen, reguliert die Leberfunktion und reduziert »ein Übermaß an Körpermasse«, wie es bei Sunkist heißt. Ganz zu schweigen von den Vorteilen der Zitrone in den Bereichen Hygiene, Kosmetik, Haushalt und Kochkunst. Kurz gesagt ist eine Zitrone ... ein Alleskönner! 1918 spricht Sunkist als erstes Unternehmen von Vitaminen, die dem Biochemiker Casimir Fuchs zufolge »vor Beriberi (Schafsgang), Pellagra und Rachitis schützen sollten«.[24] Und zehn Jahre später schließlich isoliert der ungarische Chemiker Albert Szent-Györgyi das Vitamin C und bestätigt dies! Sunkist bleibt mit Werbung im Radio und in der Presse am Ball: Zitronensaft »liefert die Vitamine ..., die für eine ausgewogene Ernährung benötigt werden«, verkündet eine Anzeige im *Ladies Home Journal.* »Die Zitrone ist als Nahrungsergänzung zu wichtig, um in Mahlzeiten nicht verwendet zu werden.«

Heilmittel auf Zitronenbasis finden sich in den *Veden* und dem *Ramayana* in Indien, wo die Echte Limette, *Citrus aurantifolia (Christm.) Swingle*, in verschiedenen Reifegraden, je nach Anwendung, in 50 ayurvedischen Heilmitteln genannt und verwendet wird.[25] Pedanios Dioskurides, Truppenarzt unter Kaiser Nero, rühmt in seinem Werk *De Materia Medica* die Vorteile von *Persica mela* (*Citrus medica*) für Magen und Bauch. Er vermerkt zudem, dass die Frauen Zedratzitrone zur Behandlung des Pica-Syndroms verzehren, einer Essstörung, bei der ungenießbare Dinge gegessen werden. Und dass Schwangere Zedratzitrone zu sich nehmen, damit sich der Fetus bewegt. In einer der berühmten Neuauflagen dieses Werkes berichtet Pietro Andrea Mattioli (1504–1577) aus Siena von Legenden über die starke Wirksamkeit der Zitrone gegen Vipernbisse, Pest und Cholera. Mattioli bekräftigt zudem, die Wirkungen der Zitrone würden sich nicht wesentlich von denen der Zedratzitrone unterscheiden. Jenseits der Alpen empfiehlt 1570 Charles Estienne in *La Maison Rustique* seinen Lesern – hauptsächlich Bauern –, Zitrusbäume zu pflanzen, die gegen die Pest sehr nützlich seien: »Schale, Saft und Samen der Zitrone wirken alle zuverlässig gegen die Pest: Dies gilt auch für die Limone. Zu diesem Zweck kann man eine ganze Zitrone und Limone in Rosenwasser kochen, bis sie sich gänzlich in Saft aufgelöst haben. In Pestzeiten werden jeden Morgen ein oder zwei Löffel dieses Dekokts eingenommen.« Etwas später, 1538, empfiehlt Royets in seinem *Traité de la peste* »[…] in Limonensaft getunkte Brotkrumen«. Im 17. Jahrhundert empfiehlt Nicolas Lémery, eine Zitrone mit Nelken zu spicken und sie in der Tasche zu tragen, um in Zeiten epidemischer Krankheiten häufig daran zu riechen, um sich vor Ansteckung zu schützen.[26] Und laut Dr. Jean Vigier soll man »Salate aus Zitronen, Limonen und Orangen essen«.[27]

Hundert Jahre später entdeckte James Lind, dass die Limette gegen die Vitaminmangelkrankheit Skorbut wirkt, die Schiffsmannschaften dezimierte. Noch im Ersten Weltkrieg wurde die Zitrone in den Krankenhäusern als Desinfektionsmittel und Antiseptikum verwendet. Studien zeigen, dass zahlreiche auf Erfahrung beruhende, sogenannte empirische Heilmittel wirksam sind. Die gelben und die grünen Zitronen sind reich an Vitamin C und an Antioxidantien, diesen Hochbegabten aus der Gruppe der Flavonoide, die unter anderem freie Radikale neutralisieren können und dem Auftreten von kardiovaskulären Krankheiten, bestimmten Krebsarten und weiteren chronischen Erkrankungen vorbeugen.

Also ran an die Zitronen! Und dabei nicht geizen.

Einige Fachbegriffe

Die Zitronen – wie auch alle anderen Zitrusfrüchte – sind Mega-Antioxidantien, die die Wirkungen von Toxinen und Toxika dank ihrer übergroßen entzündungshemmenden und der Alterung entgegenwirkenden Fähigkeit neutralisieren können. Ein Team der Universität Granada in Spanien hat nachgewiesen, dass das oxidationshemmende Potenzial der Zitrusfrüchte zehnmal höher ist als ursprünglich verkündet. Bis dahin hatte man nur absorbierte Nährstoffe berücksichtigt, und nun erwies sich, dass auch die nicht absorbierten eine günstige Wirkung auf den Darm ausüben.[28] Zitronen sind sehr reich an Vitamin C.

Natürliches Vitamin C

Es wurde von Albert Szent-Györgyi entdeckt und stärkt die Abwehrkräfte: Vitamin C ist die Nummer eins der Virenbekämpfer. Es hilft bei der Synthese von Kollagen, das für eine schöne, straffe Haut unverzichtbar ist.

Zitrusfrüchte enthalten zwei Haupttypen von Phytonährstoffen: die Flavonole, die vorwiegend in der Schale vorhanden sind – und ihr ihre schöne Farbe verleihen –, und die Limonoide, die man im Saft und den Kernen findet.

Flavonoide

Die Flavedo, die äußerste Schicht der Schalen von Zitrusfrüchten, gab den Flavonoiden, schützenden Mikronährstoffen, ihren Namen. Man zählt beinahe 5000, die alle aus dem Pflanzenreich stammen. Dabei gibt es mehrere Klassen von Flavonoiden: Flavone, Flavonole, Flavanonole, Flavanone, Aurone, Chalkone und Dihydrochalkone.

Zitrus-Flavonoide, auch sie verdanken ihre Entdeckung 1936 unserem guten Albert, sind Flavonone, die speziell in Zitrusfrüchten vorkommen. Man findet sie nur in der äußersten Schicht, der Zeste, nicht im weißen Teil der Schale, der Albedo. Die Flavonoide werden vom Organismus zügig aufgenommen. Sie tauchen sehr rasch im Blutplasma auf, etwa 20 Minuten nach dem Verzehr, und werden nach 24 Stunden ausgeschieden. Der Körper speichert sie also nicht und sie müssen nach Möglichkeit täglich verzehrt werden. Flavonoide sind wahre Helden, denn sie wirken entzündungshemmend, antiallergisch, venenstärkend, krampflösend, senken den Cholesterinspiegel, schützen die Leber, wirken gegen Viren und bekämpfen Tumore.

Limonoide sind phytochemische Stoffe, die gelegentlich für den bitteren Geschmack der Früchte verantwortlich sind. Limonin und Nomilin sind die beiden Haupt-Limonoide der Zitrusfrüchte und vor allem in den Kernen und dem Saft enthalten. Sie wirken gegen Pilze, unterstützen das Immunsystem, wirken oxidationshemmend und führen *in vitro* (im Reagenzglas) zum Suizid von Krebszellen.

Pektin

Ein löslicher Ballaststoff, der in der Zeste und der Albedo enthalten ist. Pektin ist das gutmütige Geliermittel, das für Marmelade verwendet wird, hat aber auch eine Schutzrolle: Es fängt Toxine und Toxika und insbesondere Schwermetalle ein. Das Zitruspektin zeigt *in vitro* die größte Fähigkeit, das Wachstum bestimmter bösartiger Tumore zu hemmen. Modifiziertes Zitruspektin stärkt das Immunsystem und verringert den Schwermetallgehalt im Körper.[29]

Kalium

Es bekämpft eine Übersäuerung des Organismus, eliminiert zu viel Wasser und zu viel Salz und entgiftet den Organismus. Zitrone reinigt die Leber, wirkt schleimlösend, stärkt das Immunsystem und schenkt uns einen klaren Teint.

Eine alkalische Ernährung soll Studien zufolge unter anderem chronische Krankheiten verringern und bei alten Menschen die Muskelmasse länger erhalten.[30]

ACHTUNG
Sollten Sie zu den Unglücklichen gehören, die auf Zitrusfrüchte allergisch reagieren, haben Sie unser ganzes Mitgefühl. Wir bedauern Sie dafür, dass Ihnen nicht das Glück zuteilwird, die Wirkungen der Zitrone mit Ihren Geschmackspapillen und auf Ihrer Haut zu erleben. Sollten Sie unter Mineralstoffmangel leiden oder kälteempfindlich sein, vermeiden Sie es, auf nüchternen Magen reinen oder verdünnten Zitronensaft zu trinken. Verschieben Sie dies auf nach dem Essen.

Bakterien und Mikroben

Die bakterienabtötenden Eigenschaften der Zitrone sind schon seit ewigen Zeiten bekannt. Bankangestellte befeuchteten früher ihre Finger mit Zitronensaft, bevor sie Geldscheine zählten. Dafür wurde eine Zitrone halbiert und von Zeit zu Zeit fuhr man mit den Fingern über die Schnittfläche. Die Geldscheine glitten leichter durch die feuchten Finger und Bakterien auf den Scheinen verschwanden in Windeseile. Die Zitrone räumte ihnen keine große Chance ein! Studien bestätigen, dass der Ruf der Zitrone als Bakterizid nicht unverdient ist.[31] Unerschütterlich gelingt es der Zitrone, *E. coli* zu deaktivieren[32] und zusammen mit Essig mit Salmonellen aufzuräumen.[33] Und als Putzmittel für die Küche lässt sich mit diesem Duo ein Megadesinfektionsmittel zusammenbrauen. Zuerst der Zedratzitrone, später der

Zitrone schrieb man die Fähigkeit zu, Cholera, Diphtherie, Malaria, Tuberkulose und weitere Krankheiten behandeln zu können. Die neueren Studien bestätigen, dass bestimmte Flavonoide der Limette antibiotisch wirken. Und das Hinzufügen von Limettensaft zu den Mahlzeiten hat sich als wirksam in der Vorbeugung der Cholera erwiesen.[34] Zitronenschalen-Extrakte sind wirksam gegen die Bakterien, die Diphtherie verursachen.[35] Limettenschale bremst Malaria wirksam aus.[36] Limettensaft, der neben der geeigneten Malariabehandlung verwendet wird, optimiert die Ausrottung des Parasiten insbesondere in komplikationslosen Fällen.[37] Um die Tuberkulose kümmert sich die hübsche kleine Mexikanische Limette *Citrus aurantifolia*![38]

Um diese unerwünschten Zeitgenossen abzuschrecken und bei Halsschmerzen und schmerzhaftem Husten für Erleichterung zu sorgen, können Sie mit reinem Zitronensaft gurgeln – diese Prüfung ist nur etwas für die Tapferen – oder diesen mit abgekochtem und abgekühltem Wasser verdünnen. Trinken Sie außerdem Zitronensaft, der mit kaltem Wasser (still oder mit Kohlensäure) verdünnt ist oder mit warmem Wasser und Honig, Zimt und/oder Ingwer.

Immunstärker

- 2 EL Zitronensaft
- 2 TL Honig
- ½ TL Ingwerpulver und/oder
- ½ TL Zimtpulver

Alle Zutaten mit warmem Wasser vermischen und trinken. Das regt die Abwehrkräfte an und vertreibt anaerobe Bakterien aus Ihren Zellen.

Sehvermögen

Ein altes Rezept, das wieder für ein klares Sehvermögen sorgen soll, empfiehlt: »Man nehme: Galle vom Ziegenbock, Galle vom Zicklein, Galle vom Sperber zu gleichen Teilen. Diese werden mit der Hälfte ihres Gewichts an Balsam-Tannenöl und der Hälfte ihres Gewichts an Thujaöl, saurem Granatapfelsaft, süßem Granatapfelsaft und angesäuertem Zitronensaft gemischt. Alles in eine Glaskanne füllen, in die Sonne stellen und täglich das entnehmen, was sich am Boden absetzt, in eine saubere Schale geben, mit Honig mischen, der noch nie erwärmt wurde, und etwas davon morgens und abends bei nüchternem Magen ins Auge geben.«[39]

Wir ziehen es dann doch vor, dieses Rezept nicht auszuprobieren, und begnügen uns damit, regelmäßig Zitronensaft zu trinken, der viel Vitamin C, Rutin und Vitamin B_2 (Riboflavin) enthält, zwei Inhaltsstoffe, die eine wichtige Rolle beim Erhalt einer gesunden Augenstruktur und der Besserung von Symptomen einiger Augenkrankheiten spielen.

Dehydratation

Zu den wirksamsten herkömmlichen Behandlungen einer Dehydratation gehört eine Zitronenlösung mit Zucker und Salz. Zitrone und Salz stellen das Elektrolytgleichgewicht des Körpers wieder her.

Flüssigkeitslieferant

- 1 TL Zitronensaft
- 1 TL Zucker

- etwas Salz
- ½ l Wasser

In einer Karaffe oder einer Flasche ½ Liter Wasser mit dem Zitronensaft, dem Zucker und einer Prise Salz mischen. Diese Rehydrationslösung über den Tag verteilt langsam und mit Genuss trinken.

Hydrierendes Elixier

- Saft einer Zitrone
- ½ Gurke
- 1 Apfel
- 2 cm frischer Ingwer, geschält
- 1 Rosmarinzweig
- 250 ml Kokoswasser

Alle Zutaten in einen Mixer geben und glatt pürieren. In eine Thermoskanne geben und den erfrischenden, hydrierenden und entgiftenden Smoothie über den Tag verteilt trinken.

Nasenbluten

Befolgen Sie die Ratschläge von Marie-Antoinette Mulot und stoppen Sie so Nasenbluten im Handumdrehen.[40] Einen kleinen Wattebausch mit Zitronensaft tränken und in das betroffene Nasenloch einführen. Erfolgreich getestetes Rezept.

Kopfschmerzen

Im 17. Jahrhundert empfahl der Apotheker und Chemiker Nicolas Lémery ätherisches Zitronenöl gegen Kopfschmerzen.[41] In New York schwört ein Barkeeper auf Zitronensaft in etwas Schwarztee, in Italien bessert Zitronensaft im Espresso die Kopfschmerzen. Kopfschmerzen aufgrund von Verdauungsproblemen treten häufig den Rückzug an, wenn Sie sie mit Zitronensaft konfrontieren, der morgens auf nüchternen Magen in einem Becher mit warmem Wasser getrunken wird.

Gelegentlich bewirkt etwas Zitronenschale bei Migräne Wunder. Waschen Sie eine schöne Zitrone und schälen Sie sie mit einem Sparschäler. Anschließend massieren Sie die Schläfen mit der gelben Außenseite der Zeste. Die ätherischen Öle der Schale sollten Ihnen sofort Erleichterung verschaffen. Hilfreich ist hier auch, die Fußsohlen mit Zitronensaft zu massieren. Um die Behandlung zu vervollständigen, gönnen Sie sich noch einen kleinen Aufguss! 7 Zitronenblätter 15 Minuten in einem Krug mit heißem Wasser ziehen lassen, abseihen und trinken.

Übelkeit

Zitronensirup beruhigt die Galle, stärkt den Magen, das Gehirn und das Herz und heitert die Stimmung auf. Zudem wirkt er anregend und förderlich auf die Verdauung und verhindert Erbrechen.

Anti-Übelkeit-Sirup

- 100 g weißer Zucker
- weiches Wasser
- etwas Zitronensaft

1. Zu dem Zucker ausreichend viel weiches Wasser zugießen, um die Mischung aufkochen zu können. Nach dem Aufkochen vom Herd nehmen.
2. Ausreichend viel Zitronensaft dazugeben, um den Sirup anzusäuern. Gut mischen, dabei den Schaum abschöpfen, bis die Mischung perfekt ist, abkühlen lassen und verschließen.

Machen Sie Schluss mit der Reisekrankheit, indem Sie vor dem Antreten einer Reise Zitronensaft in einem Glas Wasser trinken. Einfach, wirksam und elegant.

Um morgendliche Übelkeit zu lindern, probieren Sie es mit dem Saft einer halben Zitrone in einem Krug heißen Wassers mit 2 Teelöffeln Honig. Und kratzen Sie an Zitronenschale, um ihren göttlichen Duft wahrzunehmen, der einen direkten Draht zu dem Teil des Gehirns herstellt, der mit Übelkeit verbunden ist.[42]

Kater

In seiner Abhandlung zur Landwirtschaft gibt Abu'l-Khayr an, dass ein gezuckerter Zitronensaft an einem verkaterten Morgen nach zu reichlichem Alkoholgenuss wohltuend wirkt.[43] Einem traditionellen Rezept aus Puerto Rico zufolge soll man sich die Achseln mit einem Viertel Zitrone einreiben, bevor Flüssigkeiten hinuntergestürzt werden, die für diesen schmerzlichen Zustand verantwortlich sind. Wir haben es nicht getestet, aber eines ist sicher: Diese Behandlung ist nach dem Epilieren unbedingt zu vermeiden. Die Leber ist das Organ, das am meisten unter Alkoholexzessen leidet, und da die Zitrone für die Leber wohltuend wirkt, kann sie durchaus den Leidensdruck eines Katers lindern. Wenn Sie gleich im Anschluss noch Wasser, Salz und Zucker dazugeben, ersetzt diese Rehydrationslösung (das Rezept hierfür finden Sie unter »Dehydratation« auf Seite 52) gleich noch die Mineralstoffe, die Ihnen während der Party verloren gegangen sind. Die Zitrone wird ihr Bestes geben, um Ihren Organismus zu alkalisieren und den pH-Wert zurechtzurücken.

Der Saft einer Zitrone mit etwas Schwarztee ist das Geheimrezept eines New Yorker Barkeepers, um mit Erfolg die Kopfschmerzen seiner Gäste zu lindern.[44] Wenn Sie Mühe haben, wach zu werden, können Sie auch – so es Ihnen gelingt – eine Mischung aus Zitronensaft und Olivenöl zu gleichen Teilen zu sich nehmen.

Einer chinesischen Studie zufolge ist Sprite – dieses kohlensäurehaltige Getränk mit Zitronenaroma – bei diesen Beschwerden am wirksamsten.[45]

Muskelkater

Nach diesem verrückten Abend werden Sie möglicherweise Muskelkater bekommen. Keine Panik. Sie haben alles, was Sie zu Ihrer Wiederherstellung benötigen.[46]

Wickel gegen Muskelschmerzen

- 3 Zitronen
- 3 EL Honig

1. Drei Zitronen in den Entsafter geben oder auspressen.
2. Mit 3 Esslöffeln Honig in eine Schüssel geben. Mischen und die Schüssel 30 Sekunden in die Mikrowelle stellen – oder auch etwas länger, falls die Mischung noch nicht heiß ist.
3. Nun ein oder mehrere kleine weiße Stoffstücke in die Mischung tauchen und auf die geschädigten Stellen legen. Vor Erleichterung seufzen, während Sie eine ausgepresste Zitrone oder ein Zitronenwasser trinken, um den Schmerz zu lindern.

Krämpfe

Um zu verhindern, dass Sie wegen eines Wadenkrampfes einen Kriegstanz aufführen und dabei mitten in der Nacht gellende Schreie ausstoßen, trinken Sie vor dem Zubettgehen heißes Zitronenwasser. Wählen Sie hierzu einen schönen Becher, gießen Sie heißes Wasser hinein, geben Sie den Saft einer Zitrone dazu und trinken Sie frohgemut das Gebräu, das Krämpfen vorbeugt und bei Ihnen für einen ungestörten Schlaf sorgt.

Schluckauf

Im 19. Jahrhundert waren Zitronensaft und Zitronenschale geläufige Heilmittel, die unter anderem einen soliden Ruf hervorragender Wirksamkeit bei Magenschmerzen genossen. Zitronensaft war ein herausragender Inhaltsstoff magenstärkender Tränke, die gegen Schluckauf wirkten.[47] Die ayurvedische Medizin empfiehlt den Saft der Zitronatzitrone mit Honig und Salz, um einen Schluckauf zur Unzeit zu stoppen.[48] Will der Schluckauf dennoch nicht aufhören, nehmen Sie 15 oder 30 g Zitronatzitronenschale – Zeste und Albedo – und dieselbe Menge an Zucker und kauen diese Mischung langsam. Falls Sie keine Zitronatzitronenschale bekommen, funktioniert es auch mit der einer normalen Zitrone.

Appetitlosigkeit

Die traditionelle chinesische Medizin empfiehlt die Albedo der Zedratzitrone oder der Limette, um den Appetit wiederherzustellen. Zudem sorgt dies für eine schöne Haut und weiße Zähne. Also lieber Albedo anstelle von Kaugummi kauen.

Gewichtsprobleme

Viele berühmte Hollywoodstars, angefangen bei Angelina Jolie, über Madonna bis zu Beyoncé, Penelope Cruz und Christine Scott Thomas erklären, dass sie ihren Tag damit beginnen, auf nüchternen Magen eine heiße Zitrone zu trinken. Das Geheimnis dabei ist, dass die alkalisierende Mischung die Verdauung anregt. Obendrein wirkt sie entwässernd und leicht abführend. Perfekt für einen traumhaften Teint und einen flachen Bauch. Die Zitrone ist auch Ihre Verbündete als Schlankmacher, aber nur im Rahmen einer überwachten Ernährung. Wenn Sie süßen Versuchungen nachgeben, alles in Soße ertränken oder mit sehr viel Fett braten, kann die kleine Zitrusfrucht nicht viel ausrichten. Wenn Sie sich hingegen gesund ernähren und Sport treiben, werden die tüchtigen kleinen Hesperidien Sie mit ihrer Wirksamkeit überraschen.

EINIGE KLEINE TRICKS

- Ersetzen Sie Alkohol, Limonaden und Fruchtsäfte durch kohlensäurehaltiges Wasser mit Zitrone.
- Anstatt herkömmlicher Soßen können Sie Ihre Speisen mit einer Mischung aus Zitronensaft, Pfeffer, Kräutern und Gewürzen verfeinern.
- In Kompott und Joghurt lässt sich Zucker ganz einfach durch Zitronenschale, Zimt oder Vanille ersetzen.

Cocktails für einen flachen Bauch

- Saft einer halben Zitrone
- 2 EL Apfelessig
- ½ TL Ingwerpulver

1. Alle Zutaten in einem großen Glas mit kaltem oder warmem Wasser mischen.
2. 10 Minuten ziehen lassen, dann trinken.

Oder

- 1 Zitrone
- 1 Karotte
- 3 cm frischer Ingwer
- ½ Ananas, geschält und in Würfel geschnitten

1. Zitrone waschen, in der Mitte durchschneiden. Eine Hälfte verwenden, die andere aufheben.
2. Karotte waschen, 3 cm Ingwer schälen.
3. Alles zusammen mit der Ananas in den Entsafter geben und den Saft genießen.

Entwässernde Massage

- 2 Tropfen ätherisches Zitronenöl
- 2 Tropfen ätherisches Grapefruitöl
- 2 Tropfen ätherisches Zistrosenöl
- 10 Tropfen Jojobaöl

Alles mischen und mit dieser Mischung zweimal täglich den Bereich um den Nabel massieren.

Die Zitrone als Appetithemmer

Unsere kleine Lieblingszitrusfrucht ist ein Ass, wenn es darum geht, Hungerattacken abzuwehren: Zitronensaft in einem großen Glas Sprudelwasser, eine Viertelstunde vor den Mahlzeiten getrunken, ist der Klassiker. Häufig vergessen wird jedoch die Zitronenschale mit ihren beiden Schichten Flavedo und Albedo. Die Flavedo – der Teil, der abgerieben oder abgezogen wird – ist reich an Flavonoiden. Dies ist eine ausgezeichnete Nachricht, denn neuere Studien legen nahe, dass die Flavonoide der Zitrusfrüchte bei der Behandlung der Fettstoffwechselstörung Dyslipidämie und der Adipositas (Fettleibigkeit) eine wichtige Rolle spielen.[49] Genau wie der Zitronensaft enthalten Flavedo und Albedo viel Pektin. Bekanntlich ist Pektin ein fantastischer Appetitzügler, der sich nicht damit zufriedengibt, den Magen zu füllen, sondern zusätzlich noch wie Zitronensaft und Essig den Übertritt von Zucker ins Blut verlangsamt und Insulinpeaks reduziert.[50] Noch besser wirkt das Ganze mit Zimt.[51] Vor den Mahlzeiten Zitronensaft mit ¼ Teelöffel Zimt in einem großen Glas Wasser trinken.

Sobald Sie merken, dass Sie Hunger bekommen, oder sogar noch davor, probieren Sie es einmal hiermit: Schneiden Sie kleine Quadrate einer gründlich gewaschenen Zitrone zu und kauen Sie diese. Sie zügeln den Hunger, machen die Zähne schön weiß und verleihen einen frischen Atem.

Sie können die ganze Zitrone auch in den Entsafter geben und Saft und zerkleinerte Schale anschließend mit ½ Glas Wasser und ½ Glas Eiswürfel in den Mixer geben und zu einem Granité verarbeiten. Mit ein paar Minzblättern garnieren und fertig ist eine ausgezeichnete und erfrischende Attrappe für Ihren Magen. Variieren Sie den Genuss und geben Sie Saft und Schale zu Smoothies.

ACHTUNG

Wenn Sie unter Nieren- oder Gallensteinen leiden, befragen Sie Ihren Arzt, bevor Sie Zitronenpektin zu sich nehmen, das reich an Oxalaten ist.

Alles von der Zitrone ist geeignet, um überflüssige Pfunde zu bekämpfen, auch die Kerne können hilfreich sein: »Eine gewöhnliche Zitrone kann Ihnen helfen, rasch abzunehmen«, erklärte Dr. Kalpesh Singh, Direktor des Instituts für Ernährungswissenschaft in Neu-Delhi.[52] »Sie müssen lediglich ein paar Minuten vor einer Mahlzeit mehrmals nacheinander einen frischen Zitronenkern auf einen Akupunkturpunkt auf den Ohrläppchen drücken.«

Dabei gehen Sie so vor: Man nimmt einen Zitronenkern zwischen Daumen und Zeigefinger und drückt ihn möglichst nah am Kiefer kräftig auf das rechte Ohrläppchen. Langsam bis zehn zählen, den Druck lösen, entspannen und dabei wieder bis zehn zählen. Diesen Vorgang zehnmal ausführen. Anschließend kommt das linke Ohrläppchen in den Genuss derselben Behandlung. Und siehe da, der Hunger ist verschwunden. Der Kern drückt auf einen Akupunkturpunkt, der den Appetit kontrolliert. Das ist ganz simpel und problemlos auszuführen – jeder schafft das, auch wenn man mit Aurikulotherapie noch nie zu tun hatte – vorausgesetzt, man hat einen Zitronenkern, funktionierende Daumen und Zeigefinger sowie ein oder zwei Ohrläppchen!

Die Zitrone als Fettverbrenner

Der Saft und vor allem die Schale enthalten viel Vitamin C, was perfekt geeignet ist, Sie zu ermuntern, Ihre sportlichen Aktivitäten wieder aufzunehmen! Warum? Weil Personen mit einem angemessenen Vitamin-C-Spiegel 30 Prozent mehr Fett verbrennen während einer moderaten körperlichen Aktivität als Personen mit Vitamin-C-Mangel, die größere Mühe haben, Fettmasse zu verlieren.[53] Auch die Polyphenole, die in der Zitrone enthalten sind, greifen das Fett an.[54]

Wärme erzeugende Abkochung (Dekokt)

- ½ TL Kreuzkümmel
- ½ TL Koriander
- ½ TL Fenchel
- Saft einer Zitrone

1. Füllen Sie 1 l Wasser in einen Topf.
2. Kreuzkümmel, Koriander und Fenchel dazugeben. Aufkochen, vom Herd nehmen und zugedeckt 5 Minuten ziehen lassen.
3. Abseihen, den Saft einer Zitrone dazugeben und warm oder kalt über den Tag verteilt zwei- oder dreimal pro Woche trinken.

Wärmender Cocktail

- 1 Zitrone, davon abgeriebene Schale und Saft
- 1 cm frischer Ingwer, geraspelt
- ½ TL Cayenne

1. Morgens auf nüchternen Magen die Schale und den Saft der Zitrone, den frischen Ingwer und den Cayenne in einen großen Trinkkrug geben, mit kochendem Wasser bedecken und 10 Minuten ziehen lassen.
2. Den Zitronensaft zugießen, mischen und diese Mixtur trinken, die es in sich hat. Nach dem Mittagessen und nach dem Abendessen wiederholen.

Die fettverbrennende Wirkung der Zitrone wird durch Chili[55] und Ingwer[56] bestens verstärkt. Obendrein vertreibt dieser sehr scharfe Cocktail Toxine, verleiht Ihnen Energie und eine bewundernswert schöne Haut. Dieses Rezept wird auch als einziges Nahrungsmittel im Rahmen einer einwöchigen Saftkur verwendet. Die Ergebnisse sind schnell spürbar, es kommt zu einer deutlichen Gewichtsabnahme.[57] Bei längerfristiger Anwendung ist diese Diät jedoch nicht ohne Risiken und muss unter ärztlicher Kontrolle erfolgen. Sie sorgt zudem für starken Mundgeruch.

Wärmender Tee

Mit der Kombination von grünem Tee und Zitrone verfügen Sie über ein geniales Duo, um unerwünschten Fetten zu Leibe zu rücken.[58]

Zitrone für die Bauchmuskeln

Der neueste sexy Trend bei Männern ist der *Dad bod* – ein kleines, feines Bäuchlein. Selbst einige Stars sind mit dabei. Sollten diese jedoch eines Tages Lust bekommen, wieder ihren einstigen Waschbrettbauch zu erreichen, könnten sie – neben einer ausgewogenen Ernährung und regelmäßiger körperlicher Betätigung – dieses kleine Rezept ausprobieren, um das Bauchfett verschwinden zu lassen. Diese Rezepte sind übrigens nicht ausschließlich für Männer geeignet. Sie greifen mit derselben Kraft das Bauchfett der Frauen an. Wenn Sie also vor dem Sommer Ihre überflüssigen Pfunde loswerden wollen, können Sie den Jungs ohne Weiteres die Mischung stehlen!

Das folgende Aufgussrezept mag wenig verlockend klingen, aber wer schön sein will, muss bekanntlich leiden! Zubereitet wird eine Mischung aus Zitrone – sie verbrennt Fett – und Knoblauch – er wirkt entzündungshemmend und trägt dazu bei, den Bauch kleiner werden zu lassen. Dafür ist das darunter stehende Rezept für einen Smoothie umso verlockender.

Zitronen-Knoblauch-Aufguss

- 2 Knoblauchzehen
- frisch gepresster Saft einer Zitrone

1. Knoblauch schälen und in einem hitzebeständigen Trinkkrug zerdrücken.
2. Mit kochendem Wasser auffüllen.
3. Zitronensaft in den Krug gießen. 10 Minuten ziehen lassen und anschließend tapfer sein und das auch trinken.
4. Täglich 2 Tassen dieser Mixtur schlucken.

Entwässernder Smoothie

- 1 Salatgurke
- Saft einer Zitrone
- 2 Selleriestangen
- einige Minzblätter

Alle Zutaten mixen. Dieser Smoothie wird jeden Morgen auf nüchternen Magen getrunken.

Wärmendes Gebräu

- 1 schwarzer Rettich (125 g)
- 3 Zitronen
- ½ Glas Essig
- 2 EL Natron

1. Schwarzen Rettich und die Zitronen in eine Halbschale mit kaltem Wasser, dem Essig und Natron legen.
2. Den Rettich schälen und in kleine Stücke schneiden.
3. Die Rettichstücke mit 1 Esslöffel Honig und ½ Teelöffel Pfeffer in einen Mixer geben und kräftig mixen.

Von diesem eigentümlichen Getränk sollten Sie während der Mahlzeiten 1 Esslöffel voll zu sich nehmen. Aufbewahrt wird dieser wertvolle Zaubertrank in einem Glasgefäß im Kühlschrank. Es darf jedoch nicht unerwähnt bleiben, dass dieser Zauber natürlich nicht wirkt, wenn sich jemand nebenher an den Keksen seiner Kinder gütlich tut – etwas Selbstdisziplin ist auch hier unumgänglich.

Immunsystem

Wenn Sie das Gefühl haben, dass Ihr Immunsystem schwächelt oder Sie dem vorbeugen möchten, trinken Sie einige Gläser Zitronensaft mit Wasser verdünnt.

Und atmen Sie den guten Duft der Zitrone ein – einen Tropfen ätherisches Zitronenöl auf ein Taschentuch geben –, um Ihre Abwehrkräfte zu stimulieren. Der Wohlgeruch dieser herrlichen Zitrusfrucht bringt die Immunfunktion in Schwung und vertreibt den Blues wirksamer als ein Antidepressivum.

Grippe, Schnupfen, Erkältung

Im 19. Jahrhundert galt eine heiße Zitrone mit Leinsamen als Allheilmittel gegen Schnupfen. Die fiebersenkende Wirkung der Zitrone ist bei Schnupfen oder Grippe nützlich. Geben Sie Ingwer und Honig dazu, so wird daraus eine schlagkräftige Waffe gegen eine Erkältung. Die ätherischen Öle, die in der Schale unserer kleinen Rautengewächse enthalten sind, bessern die Beschwerden der typischen Probleme der Atemwege bei einer Grippe oder einem grippalen Infekt.

Der Immunsystemankurbler

- Zitronenzesten und frisch gepresster Saft einer halben Zitrone
- 2 cm frischer Ingwer oder ½ TL Ingwerpulver

Alle Zutaten in heißem Wasser ziehen lassen.

Sie können aber auch den Aufguss mit Zitronenzesten und Zitronensaft wie im Rezept unter »Verdauungsstörungen und Magenschmerzen« auf Seite 90 zubereiten und morgens auf nüchternen Magen, 30 Minuten vor dem Frühstück, und im Laufe des Tages trinken.

Die beiden vorherigen Aufgüsse werden Ihnen guttun. Auch mit diesem kleinen Püree können Sie Ihr Glück versuchen.

Das Immunpüree

- 2 Zitronen
- 1 EL Honig
- optional 1 cm frischer Ingwer, geschält, und/oder 1 Dutzend frische Minzblätter

1. Die Spitze von zwei Zitronen abschneiden und auch ein kleines Stück der gegenüberliegenden Seite, damit die Zitronen gut stehen.
2. In eine spezielle Schüssel für die Mikrowelle stellen, diese mit so viel Wasser füllen, dass die Zitronen zur Hälfte im Wasser stehen. 5 Minuten oder etwas länger kochen lassen, bis die Zitronen weich sind.
3. Mit einem Viertel des Kochwassers in einen Mixer umfüllen. Kräftig mixen, damit die Zitronen zu Mus werden. 2 Esslöffel Honig dazugeben.

4. 1 Esslöffel dieses Pürees in einen Krug mit warmem Wasser geben, umrühren und genießen. Sie können der Zitrone auch etwas Gesellschaft gönnen und zusätzlich 1 cm frischen geschälten Ingwer und/oder ein Dutzend frische Minzblätter geben.

Spanische Immunpower

- 3 Knoblauchzehen
- 5 EL Honig
- 5 EL Zitronensaft

1. In einen großen Topf 3 Tassen Wasser und 3 Knoblauchzehen geben. Aufkochen und den Herd sofort ausschalten.
2. 5 EL Honig und 5 EL Zitronensaft dazugeben. Mischen, abseihen und dreimal täglich eine halbe Tasse der Mischung heiß trinken. Einen eventuellen Rest für den nächsten Tag in den Kühlschrank stellen.

Und um eine Nasenschleimhautentzündung und eine stark laufende Nase loszuwerden, probieren Sie, falls Sie keine Angst vor krassen Experimenten haben, die Schocktherapie von Marie-Antoinette Mulot:[59] Ziehen Sie den Saft einer ganzen Zitrone in der Nase hoch, zuerst mit Wasser verdünnt, dann pur.

Fieber

In seiner *Abhandlung zur Landwirtschaft* schreibt Abu'l-Khayr im 12. Jahrhundert, dass Zitronensaft bei Fieber günstig wirkt.[60] Hildegard von Bingen empfiehlt ebenfalls die Zitrone, um Fieber zu bekämpfen, und die spanischen Ärzte widersprechen ihr nicht. Für sie ist die Zitrone ein unfehlbarer Freund. In Italien ist man ebenfalls einverstanden. Der Beweis? Der Arzt von Casanova verordnete ihm Limonade zur Behandlung seines Fiebers. Und er hatte recht. Die Frucht wirkt fiebersenkend.[61] Zitronensaft führt zum Schwitzen, und wenn er erhitzt wird, produziert er Salicylsäure – anders gesagt, Aspirin! Der Serienverführer war süchtig nach der Limonade! Er erwähnt sie in seinen Memoiren neunmal. Auch seine Hämorrhoiden behandelte der gute Giacomo damit oder einen posttraumatischen Schock, nachdem er, wohl von einem eifersüchtigen Ehemann, angegriffen worden war. Aber er schätzte sie auch pur, im Café oder in Begleitung einer seiner Eroberungen, um seinen Durst zu löschen.

Zum Fiebersenken trinkt man einen warmen Zitronensaft, dem 1 Teelöffel Honig zugesetzt wird.

Anti-Fieber-Dekokt

- 2 Gewürznelken
- 2 bis 3 cm einer Zimtstange
- Saft einer Zitrone
- 1 TL Honig

Gewürznelken und Zimtstange einige Minuten in einer Tasse Wasser kochen, dann zu dem sehr heißen Dekokt den Saft 1 Zitrone und den Honig hinzufügen.

Halsschmerzen

Zur Behandlung einer Angina trocknete man in Amerika Limettenscheiben an einer Schnur, die an einem Ort gespannt war, der dem Licht des zunehmenden Mondes ausgesetzt war, und trug sie dann als Kette um den Hals. Wir haben es nicht ausprobiert.

Was wir hingegen ausprobiert haben, ist dieses altüberlieferte Rezept, das Marie-Antoinette Mulot verordnet[62]: Bei den ersten Anzeichen von Halsschmerzen und einem Anflug von Schnupfen einen Krug mit abgekochtem lauwarmem Wasser füllen und den Saft einer Zitrone und Honig dazugeben. Und das wird getrunken. Man kann, wie es in Indien üblich ist, 1 Teelöffel frisch geriebenen Ingwer oder ½ Teelöffel Ingwerpulver zu der Mischung dazugeben.

Husten

Zitronen als Heilmittel gegen Husten finden allgemeine Zustimmung. In Malaysia ist es der Limettensaft. In China wird Zitronat als Hustenlöser verkauft. In Saudi-Arabien kocht man die Zitronatzitrone zu einem Brei, für den man sie in kochendem Wasser mit Salz und Honig sieden lässt. In Ostafrika bereitet man ein Dekokt aus Zitronenblättern zum Gurgeln zu. In der einstigen Südafrikanischen Republik (Transvaal) schwört man auf Zitronensaft mit Honig und Ingwer.[63]

Hustenmittel nach afrikanischer Art

- Saft einer Zitrone
- 1 TL frisch geriebenen Ingwer
- 2 TL Honig

1. Einen Trinkkrug mit heißem Wasser füllen.
2. Frisch geriebenen Ingwer und den Saft der Zitrone dazugeben.
3. Ziehen lassen und vor dem Genuss dieses wohltuenden Gebräus noch 2 TL Honig unterrühren.

Hustenanfälle lassen sich mit Zitrone stoppen: 1 schöne Zitrone auspressen, 1 Teelöffel von dem Saft mit 2 Teelöffeln Honig mischen. Diese Arznei so oft wie nötig einnehmen.

ACHTUNG
Diese Mischung ist ausdrücklich nicht für Kinder unter einem Jahr geeignet.

Kehlkopfentzündung und Stimmverlust

Um eine Kehlkopfentzündung (*Laryngitis*) und/oder einen Stimmverlust zu bekämpfen, pressen Sie eine Zitrone aus. Den Saft mit 2 Esslöffeln Honig in einen kleinen Topf geben. Erhitzen, dabei rühren, um den Honig aufzulösen. In ein Glas gießen und mit der Hälfte der möglichst heißen Flüssigkeit gurgeln. Ausspucken und den Rest trinken. Diesen Vorgang alle 2 Stunden wiederholen, bis Ihre Kehle wieder in Olympiaform ist.

Und für eine kristallklare Stimme trinken Sie eine heiße Zitrone mit Honig.

Verstopfte Nase

Geschwollene Nasenschleimhäute verursachen eine verstopfte Nase, die dann zu Atemproblemen führt. In der Apotheke kann man Sprays kaufen, um die Nase freizubekommen. Sie bringen vorübergehend Erleichterung, indem sie für eine lokale und momentane Gefäßverengung sorgen. Zitronensaft macht dasselbe, jedoch ohne unerwünschte Nebenwirkungen, wenn man nicht allergisch auf Rautengewächse reagiert. Probieren Sie das Rezept von Marie-Antoinette Mulot[64] unter »Grippe, Schnupfen und Erkältungen« auf Seite 66.

Nebenhöhlenentzündung

Sinusitis und eine verstopfte Nase kann man schnell loswerden, indem man in jedes Nasenloch einen Tropfen Zitronensaft gibt. Oder man wählt einen härteren, aber sehr wirksamen Weg und folgt den Empfehlungen von Marie-Antoinette Mulot[65], die Nase mit Zitrone zu spülen. Hierzu mischt man 1 Teelöffel Zitronensaft mit ½ Glas abgekochtem, abgekühltem Wasser und zieht dieses in der Nase hoch. Anschließend mit reinem Zitronensaft wiederholen. Wie schon Friedrich Nietzsche sagte: Was uns nicht umbringt, macht uns stark. Haben die Schleimhäute der Nase diese Behandlung überlebt, ist die Nase wettkampftauglich.

Allergien

Gegen eine Pollenallergie können Sie versuchen, jeden Morgen eine Tasse Tee mit 1 Teelöffel Zitronensaft und 1 Teelöffel Honig aus Ihrer Region zu trinken. Die Flavonoide der Zitrone und des Tees beruhigen eine Entzündung und der Honig aus der Region regt das Immunsystem an.

Heuschnupfen

Zitronen enthalten antihistaminische Stoffe, die die Allergene bekämpfen, und entzündungshemmende Stoffe, die gegen Schmerzen wirken. Während eines Heuschnupfenanfalls 2 Esslöffel frisch gepressten Zitronensaft in einem Glas Wasser verdünnen und dreimal täglich trinken. Sie können die Wirkung der Zitrone noch verstärken, indem Sie 2 Teelöffel Honig aus Ihrer Region zum Zitronensaft dazugeben.

Juckreiz, Hautreizungen

Tragen Sie auf die juckende Stelle Zitronensaft auf und spülen Sie ihn nach einer Viertelstunde mit kaltem Wasser ab. Mehrmals täglich wiederholen.

Ekzeme

Bereits im 12. Jahrhundert empfahl man eine Behandlung auf Basis von Zitronensaft und Oliven- oder Mandelöl gegen Ekzeme. Und auch heute hilft es, wenn Sie vor dem Zubettgehen Zitronensaft auf die betroffenen Stellen auftragen und trocknen lassen. Der Saft kann bedenkenlos die ganze Nacht über auf der Haut bleiben. Der angenehme Duft der Zitrone wird auch Ihre bessere Hälfte nicht belästigen.

Insektenstiche und Brennnessel-Quaddeln

Mücken graut es vor Zitronen. Sie verabscheuen Zitronensäure und Ascorbinsäure, jedoch nicht so sehr wie das Azadirachtin, eine chemische Verbindung, die von der Zitronenschale produziert und abgesondert wird und als natürliches Insektenabwehrmittel wirkt. Diese Substanz blockiert die Hormonsekretion der Mücken und stoppt ihre Entwicklung. Sie sorgt dafür, dass sie die Kontrolle über ihre kleinen Körper verlieren und zusätzlich verdirbt es ihnen den Appetit. Folglich fressen sie nicht mehr und verhungern schließlich.[66] Jetzt wissen Sie, warum Mücken keine Zitronen mögen.

Geben Sie ätherisches Zitronenöl in Ihre Diffusoren oder Duftlampen, um sich diese Übeltäter vom Leib zu halten. Sie können auch 20 Tropfen in einer Schale neben Ihr Bett stellen oder auf den Saum Ihrer Kleidung geben. Und wenn Sie gestochen worden sind, geben Sie etwas Zitronensaft auf den Stich, was für sofortige Linderung sorgt. Gehen Sie damit aber nicht in die Sonne, denn Zitronensaft wirkt photosensibilisierend.

Stich eines Seeigels

Sollten Sie auf einen Seeigel treten, legen Sie sofort ofort eine Limettenscheibe auf die geschädigten Bereiche. Fixieren Sie sie dort über Nacht mit einem Pflaster und stellen Sie nächsten Tag entzückt fest, dass alles gut ist. Anschließend die Zitrone abnehmen, die Stelle vorsichtig abspülen und vor Freude herumhüpfen.

Druckstellen, Hühneraugen und weitere Schwielen

Keine Frage, sie sind unansehnlich und schaden der strahlenden Schönheit unserer Füße. Man vertreibt sie unverzüglich mit Zitronenschale, die mit der weißen Seite auf diese Eindringlinge appliziert wird. Beim Zubettgehen mit Heftpflaster sicher befestigen. Mit dieser Vorrichtung verbringt man die Nacht und entfernt sie morgens unauffällig. Die Behandlung so lange fortsetzen wie nötig. Es dauert etwa eine Woche, bis alles verschwunden ist.

Frostbeulen

Diese Blasen und Geschwüre treten an den Extremitäten auf, wenn sie großer Kälte ausgesetzt werden. Tragen Sie darauf Zitronensaft auf. Das kann brennen, ist aber nicht weiter schlimm. Die betroffenen Stellen werden dank der wundheilenden Eigenschaften der Zitrone rasch abheilen. Dazu zweimal täglich Zitronen- oder Limettensaft einnehmen, um den Vorgang zu beschleunigen.

Sie können die Stellen auch mit ätherischem Bergamotteöl leicht massieren, was Wunder wirkt, vorausgesetzt, die Behandlung wird dreimal täglich durchgeführt.

Anti-Frostbeulencreme für die Füße

- 1 EL parfümfreie Tages- oder Körpercreme
- 4 Tropfen ätherisches Zitronenöl
- 3 Tropfen ätherisches Geranienöl
- 3 Tropfen ätherisches Majoranöl
- 2 Tropfen ätherisches Ingweröl

1. Alle Zutaten in einem Gefäß gut vermischen und leicht auf der betroffenen Stelle einmassieren.
2. Ziehen Sie Socken an, damit die Füße warm bleiben.
3. Wiederholen Sie die Massage vor dem Zubettgehen und behalten Sie die Socken über Nacht an.

Sonnenbrand

Stellen Sie eine beruhigende Lotion her aus 1 Esslöffel Zitronensaft in 500 Milliliter Rosenwasser. Tragen Sie das Gemisch behutsam auf die wehen Stellen. Und denken Sie beim nächsten Mal daran, einen Sonnenschutz aufzutragen, um zu verhindern, dass Sie wieder in diesen ebenso schmerzhaften wie unschönen Zustand geraten.

Schnittwunden und weitere Verletzungen

Zur Versorgung von Verletzungen, von Bissen und Insektenstichen vollbringt eine zu Brei gekochte und als Umschlag angewendete Zitrone wahre Wunder. Bereits Vergil sprach über die Wohltaten ihres Vorfahren, der Zedratzitrone, um das schwarze Gift aus dem Körper zu vertreiben![67] Hua Tuo, ein berühmter chinesischer Arzt, der im Jahr 110 unserer Zeitrechnung geboren wurde, gilt als der erste Chirurg des Reichs der Mitte. Er war zudem ein angesehener Kräuterkenner, der die therapeutischen Eigenschaften der tausenden Pflanzen in seinem berühmten Garten studierte. Ein Freund schenkte ihm einen Topf mit hübschen weißen Pfingstrosen, die er unter sein Fenster pflanzte. Im folgenden Frühjahr zur Blütezeit kostete er die Blüten und Blätter seiner Pfingstrose, ohne die geringste therapeutische Indikation feststellen zu können. Enttäuscht beschloss er, die arme Pflanze zu ignorieren. In einer Herbstnacht hörte er, während er an einem Buch schrieb, jemanden schluchzen. Er blickte aus dem Fenster und sah ein wunderschönes, grün und weiß gekleidetes Mädchen, das in seinem Hof weinte. Er ging hinaus, aber das Mädchen war nicht mehr da. Das Einzige, was er sah, war seine Pfingstrose. Er ging wieder ins Haus und hörte erneut das Weinen. Wieder ging er hinaus, sah jedoch niemanden.

Der Vorfall wiederholte sich mehrmals, was den armen Mann so durcheinanderbrachte, dass er beschloss, seine Frau zu wecken, um ihr davon zu erzählen. Seine Frau meinte, er habe die Pfingstrose möglicherweise falsch beurteilt. Hua Tuo antwortete ihr, er habe alles versucht, ohne den geringsten therapeutischen Nutzen der Blüten, Stängel oder Blätter zu finden. »Und die Wurzel?«, fragte seine Frau. Hua Tuo, der völlig erschöpft war, antwortete nichts und schlief sofort ein. Am nächsten Vormittag blutete seine Frau, die sich beim Kochen geschnitten hatte, stark. Hua Tuo wandte alle ihm bekannten Rezepte an, ohne die Blutung stillen zu können. »Probiere es mit der Wurzel der Pfingstrose«, schlug seine Frau vor. Er zerdrückte die Wurzel und trug sie auf die Schnittwunde auf. Die Blutung hörte sofort auf und auch der Schmerz verschwand. Nach wenigen Tagen war die Wunde verheilt, ohne eine Narbe zu hinterlassen. Hua Tuo gab der Pflanze den neuen Namen *Bai Shao Ya*: Heilmittel. Die Pfingstrose ist ein starkes Schmerzmittel. Hua Tuo kombinierte sie mit anderen Pflanzen, um Muskelschmerzen und Kontraktionen zu behandeln. Gegen Bauchschmerzen fügte er noch Fo Shou hinzu.[68] Die Zitrone wirkt antiseptisch[69] und beschleunigt den Heilungsprozess.[70] Bei kleinen Schnittverletzungen gibt es nichts Besseres als ein paar Tropfen Zitronensaft direkt auf die Wunde oder auf einen Wattebausch, den Sie, ohne mit der Wimper zu zucken und mit der größten Standhaftigkeit, eine Minute auf die Schnittwunde drücken.

Wenn Sie das Pech haben, sich mit Papier in den Finger zu schneiden – was einfach nur schrecklich weh tut –, tauchen Sie den Finger in Zitronensaft, bevor Sie ihn in Gewürznelkenpulver stecken. Normalerweise sollten Ihre Schmerzen unter der schmerzstillenden Wirkung der anständigen kleinen Nelken rasch aufhören. Das Vitamin C fördert die Wundheilung. Diese etwas brutale Behandlung beschleunigt den Heilungsprozess.

Wundheilung

Tragen Sie Zitronensaft auf kleine Verletzungen auf, um unschöne Narben zu verhindern. Brandverletzungen hören auf zu brennen, wenn Sie Zitronensaft mit etwas Honig oder Gurkensaft mischen und auftragen.

Dieses kleine Genie leistet auch eine gute Arbeit bei alten Narben. Durch die bleichende Wirkung werden die Narben heller.

Den Zitronensaft auf die Stelle auftragen, nach einer Viertelstunde abspülen. Die Behandlung so lange fortsetzen wie nötig.

Blaue Flecken, Beulen und ein blaues Auge

Das in Zitronen enthaltene Vitamin C reduziert Entzündungen und blaue Flecken. Diese werden durch Blutaustritt aus winzigen Blutgefäßen hervorgerufen. Zitronenschale und -saft halten den Schaden in Grenzen und beschleunigen die Wiederherstellung dank der berühmten Flavonoide, die sie enthalten. Diese Wunderwerke kräftigen die Gefäßwand und regen die Durchblutung an. Also unverzüglich darauf zurückgreifen.

Um einen Bluterguss zum Verschwinden zu bringen, gönnen Sie ihm ein großes Glas Limettensaft oder einen Virgin Mojito und tragen Sie Zitronensaft darauf auf. Nach fünf Minuten abspülen.

Akne und Pickel

Die Zitrone, die Bakterien entsetzlich verabscheut, wird diesen abscheulichen Gesellen mit Freude eine ordentliche saure Ohrfeige verpassen.

Einen kleinen Wattebausch oder ein kleines Baumwolltuch in frisch ausgepressten Zitronensaft tauchen, auf den Pickel auftragen und ab ins Bett. Am nächsten Morgen mit lauwarmem Wasser abspülen. Sie können den Zitronensaft auch schon nach einer Viertelstunde abwaschen.

Antipickel-Maske

- frisch gepresster Saft einer Zitrone
- etwas Honig

- etwas Zimt
- Tomatensaft

1. Mischen Sie Honig und/oder Zimt mit dem Saft Ihrer kleinen Zitrusfrucht.
2. Oder mischen Sie den Zitronensaft im Verhältnis 50:50 mit Tomatensaft.
3. Aufs Gesucht auftragen und 15 Minuten wirken lassen
4. Spülen Sie die Maske anschließend gründlich ab.

Die Behandlung einmal täglich so lange fortsetzen, bis eine Verbesserung der Haut zu vermelden ist.

Schuppenflechte

Zitronensäure kann bei Schuppenflechte (*Psoriasis*) Erleichterung bringen. Den Zitronensaft auf die malträtierten Stellen streichen und mit feinem Meersalz bestreuen. 10 Minuten einwirken lassen, dann abspülen. Außerdem sechsmal täglich 2 Esslöffel Zitronensaft trinken.

Blasen an den Füßen

Um Blasen an den Füßen vorzubeugen, reiben Sie die strategischen Stellen mit dem Saft einer halben Zitrone ein. Und wenn Sie schon dabei sind, unterziehen Sie die Innenseite Ihrer Lederschuhe derselben Behandlung.

Handpilz, Fußpilz und Nagelpilz

Die Zitronensäure ist ein ausgezeichnetes Pilzvernichtungsmittel (Fungizid). Sollte eine Pilzerkrankung Ihre arme Zehe entstellen, rücken Sie ihr ohne Erbarmen mit Zitronensaft und Natron zu Leibe. Bereiten Sie eine Paste aus 1 Teelöffel Natron und ½ Teelöffel Zitronensaft zu. Auf die betroffene Stelle auftragen, mit einem Pflaster abdecken und dieses dynamische Duo über Nacht wirken lassen. Am nächsten Morgen abspülen und die Behandlung am Abend so lange wiederholen wie nötig.

Nagelbettentzündung

Nehmen Sie eine Zitrone, stechen Sie diese kräftig ein und legen Sie sie 5 Minuten in die Mikrowelle oder so lange, bis sie weich gekocht ist. Währenddessen tauchen Sie Ihren Finger in eine Schüssel mit warmem Wasser. Die fertige Zitrone aus dem Ofen nehmen, 5 Minuten warten, dann in der Mitte einschneiden. In die Spalte Salz streuen und den Finger hineinlegen. Innerhalb weniger Minuten werden Sie Erleichterung verspüren. Lassen Sie den Finger 20 Minuten in der Zitrone. Anschließend abspülen, desinfizieren und falls nötig wiederholen. Sie können auch eine Viertel Zitronen- oder Limettenscheibe auf das Geschwür legen und mit einem Pflaster fixieren.

Warzen

Tragen Sie mit einem Wattestäbchen Zitronensaft auf die Warze auf und wiederholen Sie das an mehreren Tagen hintereinander. Sollte die Warze widerspenstig bleiben, greifen Sie zu verschärften Mitteln: Schneiden Sie von einer Zitronenschale – beide Schichten, gelb und weiß – Stücke zu, die etwas größer als die Warze sind. Diese Stücke eine Woche lang in Branntweinessig einweichen. Abends vor dem Zubettgehen ein Stück eingeweichte Zitronenschale nehmen und mit der weißen Seite (Albedo) auf die Warze legen, mit einem Pflaster fixieren. Am nächsten Morgen die Schale abnehmen und abends den Vorgang mit einem neuen Stück Zitronenschale wiederholen. So weitermachen, bis dieser unerwünschte Gast verschwunden ist.

Hämorrhoiden

In seinen Memoiren schreibt Casanova, sein Arzt bereitete ihm einen großen Krug Zitronenwasser zu, von dem er häufig trinken sollte, um seine Hämorrhoiden zu behandeln.

Zitrone ist gut für die Durchblutung und verschafft Erleichterung bei Krampfadern, warum also nicht ein schönes Glas Zitronenwasser trinken?

Oder probieren Sie dieses indische Rezept:

Eine kleine Mexikanische Limette auspressen und ⅛ Teelöffel Himalayasalz dazugeben, mischen und diese Mixtur, die Blutungen stoppt, die Passage erleichtert und die Größe der Hämorrhoiden reduziert, sehr langsam in kleinsten Mengen trinken.[71]

Herpes

¼ Teelöffel Kurkuma mit einigen Tropfen Zitronensaft zu einer glatten und weichen Paste mischen und diese auf den unerwünschten Untermieter auftragen. Eine Viertelstunde oder auch die ganze Nacht aufgetragen lassen. Achtung, dass die Bettwäsche keine Flecken bekommt.

Aphten

Um Aphten auszumerzen, empfiehlt die Kräuterhändlerin Marie-Antoinette Mulot dreimal täglich Mundspülungen mit 1 Teelöffel Zitronen- oder Limettensaft in abgekochtem lauwarmem Wasser, das mit Honig gesüßt ist.[72]

Zahnschmerzen

Auf den Antillen bohrt man bei starken Zahnschmerzen den Nagel des linken Daumens in den Stamm eines Limettenbaums. In welchem Zustand sich der Nagellack anschließend befindet, wird nicht erwähnt. Wenn Sie sehr starke Zahnschmerzen haben, aber kein Limettenbaum greifbar ist, machen Sie Mundspülungen mit Zitronensaft, den Sie in einem Glas mit abgekochtem und abgekühltem Wasser verdünnen. So können Sie auch Zahnfleisch behandeln, das leicht blutet. Zitronenschale kauen ist ebenfalls hilfreich. Ein kleiner, mit Zitronensaft getränkter Wattebausch stoppt Blutungen nach einer Zahnextraktion.

Skorbut

Der Name soll vom altisländischen *skyrbjúgur* stammen – Schwellung mit Schnitt oder Geschwürbildung.

Im 4. Jahrhundert vor Christi Geburt kehren Pytheas, ein Seefahrer aus dem antiken Marseille, und seine Begleiter nach zweijähriger Reise auf den Meeren Nordeuropas zurück, ohne Zähne und mit verfaultem Zahnfleisch.[73] Kreuzfahrer nannten dies »die Krankheit der Armeen. Sie begann sich im Feldlager so zu verschlimmern, dass unsere Leute so viel totes Fleisch beim Zahnfleisch hatten, dass die Barbiere dies entfernen mussten, um ihnen das Kauen und Schlucken von Nahrung zu ermöglichen. Man wurde von großem Mitleid erfasst, wenn man im Lager die Leute wimmern hörte, denen das tote Fleisch weggeschnitten wurde, denn sie schrien genauso wie Frauen bei der Entbindung«.[74] Auch die Mannschaften von Christoph Kolumbus blieben davon nicht verschont.

Der Genueser soll auf einer Karibikinsel mehrere Seeleute zurückgelassen haben, die an Skorbut erkrankt waren. Um zu überleben, ernähren sie sich von frischen Früchten. Und dadurch, oh Wunder, werden sie wieder gesund. Da ein Glück selten allein kommt, wurden sie von einem portugiesischen Schiff aufgenommen. Die über ihre Wiederherstellung verblüfften Mannschaftsmitglieder taufen die Insel *Curaçao* – was auf Portugiesisch Heilung bedeutet.[75] Englische Ärzte versuchten vergeblich, Zitrusfrüchte an Bord der Schiffe vorzuschreiben. Kommandanten und Reeder finden die Idee zu kostspielig. Der Skorbut dezimierte die Seeleute der Royal Navy munter weiter, bis zu dem Tag, an dem der Militärarzt James Lind – ein 31-jähriger Chirurg an Bord der HMS Salisbury – die hervorragende Idee hatte, den ersten klinischen Versuch in der Geschichte durchzuführen. Er wählte zwölf Seeleute aus, die unter Skorbut in fortgeschrittenem Stadium litten, um sie in sechs Gruppen einzuteilen. Jede Gruppe erhielt eine andere Ernährung, darunter bekam eine Gruppe zwei Orangen und eine Limette. Und nun raten Sie mal? Die beiden Seeleute dieser Gruppe kamen innerhalb von genau sechs Tagen wieder auf die Beine und auf die Brücke.[76] Seit 1795 werden in der Navy kategorisch Zitrusfrüchte verzehrt. Als es zur Schlacht von Trafalgar kommt, gibt es in der englischen Marine keinen Skorbut mehr, anders als in der französischen Armee. Die völlig verblüfften Amerikaner verpassen den englischen Seeleuten, später dann allen Engländern, den Beinamen *lime juicers* oder *limeys*, Zitronensafttrinker oder Zitronenfresser. Das ist hundertmal besser, als an Skorbut zu erkranken!

Der Skorbut, den man bereits für ausgerottet gehalten hatte, ist in westlichen Ländern wieder aufgetaucht. Um diesen Horror zu vermeiden, nutzen Sie Zitronensaft!

Speichelsteine

Speicheldrüsen, die durch einen oder mehrere Steinchen blockiert werden, führen zu einer schmerzhaften Schwellung des Kiefers. Von dem Problem sind doppelt so viele Männer wie Frauen betroffen.

Sollten Sie unter diesen schlimmen Speichelsteinen leiden, pressen Sie eine Zitrone aus und trinken diesen unverdünnten Saft morgens auf nüchternen Magen. Setzen Sie diese Zitronenbehandlung eine Woche lang fort. Sie werden einen starken Speichelfluss bekommen: Das ist normal! Der Speichel soll diese lästigen Steinchen mitnehmen und die Kanäle wieder frei machen.

Geringer Speichelfluss

Ein Mangel an Speichel, wie er gelegentlich durch eine Krankheit, schwere Behandlungen wie Bestrahlung oder Chemotherapie oder das Tragen eines Gebisses hervorgerufen wird, ist schmerzhaft. Die Auswirkung auf die Zähne ist katastrophal, ebenso auf die Hygiene von Mund und Zähnen. Vor allem sollte der reduzierte Speichelfluss nicht längerfristig anhalten. Zitronensaft regt den Speichelfluss rasch und kräftig an. Faulen Speicheldrüsen rückt man mit Zitrone zu Leibe.

Die Speichelmenge, die sich bildet, nachdem ein Tropfen Zitronensaft auf Ihre Zunge gegeben wurde, sagt viel über Ihre Persönlichkeit aus. Offenbar hängt dies mit einem Teil des Gehirns zusammen, der von Neurowissenschaftlern als Retikuläres Aktivierungssystem (kurz RAS) bezeichnet wird und auf Stimuli wie Nahrung oder soziale Kontakte reagiert. Es kontrolliert unter anderem die Speichelmenge, die Sie als Reaktion auf Nahrung produzieren. Zitronensaft ist ein ausgezeichnetes Stimulans: Ein einziger Tropfen auf die Zunge gegeben führt zu Speichelfluss und zeigt an, dass Ihr RAS auf Zitrone reagiert. Die Neurowissenschaftler glauben, dass es bei Introvertierten zu einer erhöhten Aktivität des RAS mit Speichelproduktion kommt. Bei den Extravertierten ist die Aktivitätsstufe des RAS niedrig und sie produzieren bei Kontakt mit Zitrone weniger Speichel.[77]

Asthma und HNO-Probleme

Vergil rühmte die Zitronatzitrone und ihre günstigen Wirkungen auf die Atemwege. Die traditionelle chinesische Medizin anerkennt dieselben günstigen Wirkungen der Fo Shou (*Fructus Citri Sarcodactylis*), also Buddhas Hand. In seinem 1590 veröffentlichten *Ben Cao Gang Mu* (*Compendium de Materia Medica*) erzählt Li Shizhen, dass diese Zitrusfrucht, die zwar keinen guten Geschmack besitzt, dafür aber betörend duftet, einem kleinen Jungen von einem schönen jungen Mädchen geschenkt wurde. Seine Mutter litt unter Schmerzen in der Brust und er wusste nicht, wie er sie pflegen sollte. Eines Nachts erschien ihm im Traum auf dem Berg Jinhua eine Fee und gab ihm eine merkwürdige Frucht, die Ähnlichkeit mit einer Hand hatte und seine Mutter heilen würde. Am nächsten Tag machte sich der kleine Junge in der Morgendämmerung auf den Weg, um diese bizarre Frucht zu finden. Er begegnete der Fee, die ihm die Zauberfrucht und einen Steckling übergab, den er im Garten einpflanzen sollte. Seine Mutter wurde gesund und der Steckling schlug Wurzeln.[78]

Am anderen Ende der Welt verordnete das amtliche traditionelle senegalesische Arzneibuch ein Dekokt von Limettenblättern zur Behandlung von Erkrankungen der Atemwege. Bergsteiger wissen, dass in großer Höhe, wenn der Sauerstoff weniger wird und sie Mühe mit dem Atmen haben, der Augenblick gekommen ist, die Zitronen zu zücken. Sir Edmund Hillary sagte, er verdanke seine Besteigung des Everest den Zitronen. Eine brasilianische Studie bestätigt die Wirksamkeit der Zitrusvarietäten *Citrus aurantifolia (Christm.) Swingle, Citrus aurantium L., Citrus limonum Risso, Citrus medica L., Citrus sinensis* Osbeck sowie von *Ruta graveolens L.*, deren Einsatz bei der Behandlung von Problemen der Atemwege in der Region Südost geläufig ist.[79] Die Verwendung von ätherischem Zitronenöl bei Problemen mit den Atemwegen ist erstklassig.[80] Im Gebirge oder wenn Sie Atemprobleme haben, probieren Sie dieses Rezept aus, bevor Sie Ihren Arzt aufsuchen: Zur Linderung von Asthma geben Sie 1 Esslöffel Zitronensaft in ein Glas Wasser und trinken Sie dieses vor den Mahlzeiten und vor dem Zubettgehen.

Die Zitrone oder Limette leistet auch gute Arbeit bei der Schleimlösung und verschafft Erleichterung bei Husten durch eine Entzündung der Bronchien. Mit 1 Esslöffel Zitronen- oder Limettensaft in einem Glas Wasser gurgeln. Anschließend bereiten Sie sich ein beruhigendes Getränk zu aus dem Saft einer halben Zitrone oder Limette in einer Tasse warmen Wassers mit 2 Teelöffeln Honig und trinken dies, so oft Sie wollen.

Sie können sich auch einen Aufguss mit Zitronenblättern zubereiten. Dieser verschafft bei Asthma und Migräne Erleichterung. Er ist zudem ein ausgezeichnetes Beruhigungsmittel und vertreibt obendrein ohne viel Federlesens Darmwürmer. Das Rezept finden Sie auf Seite 119 unter »Angstzustände«.

Emphysem

Bis Sie Ihren Arzt konsultieren, probieren Sie dieses Heilmittel der indischen Großmütter aus, und nehmen Sie vor den Mahlzeiten und über den Tag verteilt 1 Teelöffel Zitronen- oder Limettensaft ein, damit Sie leichter atmen können.

Gelegentliches Schnarchen

Zitronensaft und Honig reduzieren Schleimabsonderungen, die die Nasenwege verstopfen, und erleichtern dadurch das Atmen. Diese beiden wertvollen Verbündeten im Kampf gegen das Schnarchen haben schon manches Paar vor dem Scheitern der Beziehung gerettet.

Pressen Sie abends eine Zitrone in einen Becher mit warmem Wasser, geben 3 Teelöffel Honig dazu und mischen Sie alles. Dieser Trank wird das Schnarchen schnell beenden.

Fischgräte im Hals

Der Brauch, zum Fisch Zitrone zu servieren, beruht neben dem geschmacklichen Faktor auf der Fähigkeit des Zitronensafts, kleine Gräten aufzuweichen. Sollten Sie das Pech haben, dass Ihnen eine Gräte im Hals stecken bleibt, mischen Sie 1 Teelöffel Zitronensaft mit 1 Esslöffel Olivenöl und schlucken diese Mischung alle 2 Stunden. Essen Sie zudem jede Stunde zur Ergänzung der Entfernungsaktion etwas Brot.

Verdauungsstörung und Magenschmerzen

Bietet man Rindern Orangen, Grapefruits, Pfirsiche, Äpfel und Zitronen an, wählen diese kleinen Schlaumeier immer die Zitronen. Fachleuten zufolge liegt dies an der darin enthaltenen Zitronensäure. In Form ihres Natrium- oder Kaliumsalzes übt sie im Magen eine stark säurehemmende Wirkung aus, da sie ein Zuviel an Salzsäure neutralisiert und die Verdauung fördert. Um Erleichterung zu verschaffen bei Dyspepsie, Appetitverlust, Übelkeit, Sodbrennen, Aufstoßen, Aufgeblähtsein, Blähungen, Luftschlucken und Darmgeräuschen, sind Zitruspflanzen (*Citrus*) das Allheilmittel in den meisten traditionellen Arzneibüchern.[81] Die ayurvedische Medizin empfiehlt die Limette, um »das Magenfeuer zu fördern«, mit einer Prise Salz und Cayennepfeffer. Die traditionelle chinesische Medizin hat eine Schwäche für Buddhas Hand, eines der herausragenden Lebensmittel in der Behandlung von Verdauungsstörungen. Die Wirksamkeit wurde inzwischen auch nachgewiesen.[82]

Chinesischer Verdauungstrunk

- 10 g Buddhas Hand
- 5 g Rosenblätter

oder

- 10 g Buddhas Hand
- 10 g frischer Ingwer
- Rohrzucker nach Geschmack

Zutaten in einer Tasse mit kochendem Wasser 10 Minuten ziehen lassen, abseihen, mit Rohrzucker süßen (beim Rezept mit Ingwer) und so oft wie nötig trinken.[83, 84]

Die Zesten der Zitronatzitrone (*Citrus medica*) werden in China als Zitronat zur Förderung der Verdauung verkauft.[85] Plinius informiert uns darüber, dass bereits die griechischen Ärzte sie als das beste Mittel zur Verdauungsförderung betrachteten, insbesondere für empfindliche und schwache Menschen.[86] Die Zitronatzitrone fördert die Verdauung und eliminiert Giftstoffe.[87] Zitronensaft trägt dazu bei, Abfallstoffe und Giftstoffe zu eliminieren, die bei der Verdauung entstehen. Da der Zitronensaft den Verdauungssäften und dem Speichel ähnelt, regt er die Gallenproduktion an.[88]

Trinken Sie morgens auf nüchternen Magen den Saft einer halben Zitrone in einem Glas mit lauwarmem Wasser, um die Leberfunktion anzuregen. Diese alkalisierende Behandlung kann mit Natron noch verstärkt werden. Dazu ⅓ Teelöffel Natron in das Glas mit lauwarmem Wasser geben.

1 Esslöffel Zitronensaft in einem Becher mit warmem Wasser, eine Viertelstunde vor dem Essen getrunken, regt die Verdauung an. Wenn Sie einen empfindlichen Magen haben, trinken Sie die Mischung nach dem Essen. Sie können auch ⅓ Teelöffel Natron dazugeben, um Sodbrennen und Blähungen zu verhindern.

Einer amerikanischen Studie zufolge könnten Medikamente, die gegen Sodbrennen, Magengeschwür oder Reflux eingenommen werden, für das Herz gefährlich sein.[89]

Bevor Sie sich auf diese Medikamente stürzen und noch nicht mit Ihrem Arzt gesprochen haben, probieren Sie doch dieses kleine, altüberlieferte Rezept: 2 Esslöffel Zitronensaft in einem Glas Wasser mit Zimmertemperatur verdünnen. Trinken und der Zitrone ein paar Minuten Zeit lassen, ihre einfache Wirkung für eine sehr große Erleichterung zu entfalten.

Verdauungsfördernder Aufguss

- 2 schöne Zitronen oder Limetten
- 1 l gefiltertes Wasser
- 80 g Honig

1. Zitronen oder Limetten waschen und die Schale abreiben.
2. Auspressen und den Saft beiseitestellen.
3. 1 Liter gefiltertes Wasser in einem Topf aufkochen.
4. Sobald es zu sieden beginnt, die Zitronenschale dazugeben.
5. Wenn das Wasser kräftig kocht, den Saft zugießen, den Herd auf kleinste Stufe schalten und die Mischung eine Viertelstunde auf dem Herd lassen.
6. Topf vom Herd nehmen, 80 g Honig dazugeben, Topf zudecken und 10 Minuten ziehen lassen.
7. In eine Thermoskanne umfüllen und eine Tasse dieses Elixiers morgens vor dem Frühstück und eine Tasse nach den Mahlzeiten trinken.

Verdauungsförderndes, entzündungshemmendes Elixier

- 1 Limette
- 1 Apfel
- 1 cm frischer Ingwer, geschält
- 5 Minzblätter (oder einen Zweig)

Alle Zutaten pürieren. Genießen Sie den antibakteriellen, entzündungshemmenden, beruhigenden und verdauungsfördernden Trank in kleinen Schlucken.

Bauchkrämpfe

Bei Bauchkrämpfen lindert ein Aufguss aus Zitronenblättern die Schmerzen. 7 Zitronenblätter in eine Tasse mit kochendem Wasser geben, 10 Minuten ziehen lassen, abseihen und trinken. Pro Tag vier dieser Aufgüsse trinken.

Blähungen

Der medizinische Zitronentrank *Jaouârich al outrouj* wurde verordnet, um Darmwinde zu vertreiben, Nahrungsmittel zu verdauen, den Atem wohlriechend zu machen und den Teint zu verschönen.[90] Die ayurvedische Medizin rät, bei Darmgasen eine Prise Natron und den Saft einer halben Zitrone in einem Glas Wasser zu sich zu nehmen. In der alltäglichen Ernährung wird die Zitrone bei der Zubereitung verschiedener Gerichte empfohlen, um die negativen Effekte bestimmter Lebensmittel auszugleichen. So etwa bei Kokosnuss zu Fisch und Knoblauch, die die Gallensäure erhöhen. Zu Zwiebeln und grünen Salaten, die zu Gasbildung führen. Zur Avocado, die zu vermehrter Schleimbildung führt. Na, dann gleich eine Zitrone mehr auspressen.

Mit Zitrone das Gefühl von Aufgeblähtsein reduzieren

Sollten Sie sich vor der Periode, nach übermäßigem Alkoholgenuss, zu reichlichem Essen oder einer Flugreise aufgebläht fühlen, probieren Sie es einmal mit diesem netten Rezept.

Entwässernder Cocktail für das Lymphsystem

- 3 Zitronen
- 2 cm frischer Ingwer und frische Kurkuma (ersatzweise jeweils 2 TL Ingwer- und Kurkumapulver)
- ½ TL Pfeffer
- 1 Prise Cayenne oder 2 frische Cayenne-Schoten
- Eiswürfel

1. Zitronen waschen, Ingwer und Kurkuma schälen.
2. Ingwer, Kurkuma und 2 ganze Zitronen in den Entsafter geben.
3. Den Saft mit 1 Liter Wasser (still oder mit Kohlensäure), Pfeffer und Cayenne mischen.
4. Die dritte Zitrone in Scheiben schneiden und zu der Mischung dazugeben. Mindestens 10 Minuten ziehen lassen, dann mit Zimmertemperatur oder auf Eiswürfeln genießen.

Trinken Sie diesen Wundertrank über den Tag verteilt. Falls Sie Ingwer und Kurkuma nicht frisch bekommen, ersetzen Sie diese durch jeweils 2 Teelöffel Ingwer- und Kurkumapulver.

Verstopfung

Im *Ramayana* empfiehlt Valmiki die kleine, noch unreife Limette *Citrus aurantifolia (Christm.) Swingle* als Abführmittel.[91] Die arabischen Ärzte verordneten ein saures Zitronen-Sorbet, weil dieses, »zum Fisch serviert, dessen Verdauung fördert und unerwünschten Wirkungen vorbeugt. Das Fleisch der Waldschnepfe beispielsweise wirkt stopfend, und um dieses Problem zu vermeiden, muss es mit noch unreifen Trauben und Zitronensaft verzehrt werden«.[92] In Versailles litt der berühmte Ludwig unter Verstopfung, die nächtens königliche Vapeurs zur Folge hatten und seinen Schlaf störten. Kurz, um dem König passable Nächte zu ermöglichen, verabreichten ihm seine Doktoren eine Bouillon auf der Basis von Zitronensaft, Sennesblättern, Manna, Weinstein, Mineralen und Skammoniumpulver. Dies schüttelte seine königlichen Eingeweide wie einen Zwetschgenbaum![93] »Normalerweise verwendet man die ganze, in Scheiben geschnittene Zitrone für abführende Tee-Aufgüsse, die in den Geschäften unter der Bezeichnung königliche Tees bekannt sind.«[94] Blätter, Saft und Schale der Limette werden in Asien wie auf Jamaika verwendet, um einen trägen Darm in Schwung zu bringen.

Trinken Sie morgens beim Aufwachen und abends beim Zubettgehen eine kleine Mischung aus warmem Wasser mit Zitronensaft – Zitrone oder Limette oder rote Volkamer-Zitrone, wenn Sie das Glück haben, diese zu bekommen. Eine einfache und wirksame Lösung für zahlreiche Verdauungsprobleme – einschließlich Verstopfung und Verdauungsbeschwerden.

Durchfall

Einer Legende zufolge lassen sich die günstigen Eigenschaften der Combava (*Citrus hystrix*) als reinigender Wirkstoff bis zu Adam und Eva zurückverfolgen. Offenbar hatte sich der Verzehr der verbotenen Frucht für die beiden Unglücklichen als problematisch erwiesen. Möglicherweise war sie deshalb verboten. Um die Qualen des heftigen Durchfalls zu lindern, der auf den Verzehr des Apfels folgte, tranken sie den Saft der Combava. Die tüchtige Zitrusfrucht beendete ihre Qualen. Seither verheißt der Combava-Baum künftigen Eheleuten Glück. Wenn man einmal darüber nachdenkt, ist es logisch. Ein gestörter Darm verdirbt das Leben als Paar. Offenbar hat Buddhas Hand dieselben günstigen Eigenschaften wie die Combava und sie schützt die Darmschleimhaut, die durch die Heftigkeit der ebenso unzeitigen wie unkontrollierbaren Darmentleerung gestört ist.[95]

Falls Sie von diesem Malheur betroffen sind, nehmen Sie die Rehydrationslösung zu sich, deren Rezept Sie unter »Dehydratation« auf Seite 52 finden.

Lebensmittelvergiftung

Im antiken Griechenland und im alten Rom, wo versehentliche oder geplante Vergiftungen reichlich vorkamen, genoss die Zitronatzitrone den Ruf, ihnen erfolgreich entgegenzuwirken. Bei einem Rezept wurde die Zitronatzitrone bis zur völligen Auflösung der Frucht in Honig gekocht. Die Wirksamkeit des Heilmittels hing vom Kochzustand ab. Eine weitere Bedingung war die Einnahme am Morgen.[96] Der griechische Philosoph Demokrit bestätigt die Zitronatzitrone als wirksames Gegengift, vorausgesetzt, sie wird vor der Vergiftung eingenommen. Theophrastos von Eresos schreibt in seiner *Historia plantarum*, in Wein verabreicht, eliminiere diese Zitrone das Gift.[97] Er betrachtet die Frucht auch als heilkräftig. Das Gleiche gilt für Vergil, der sich eindeutig äußert: Die Zitrone ist ein saurer Apfel mit durchdringendem

Geschmack, dessen Hilfe unübertroffen ist, wenn grausame Rabenmütter ein Getränk vergiftet haben.[98] Nero konsumierte die Früchte reichlich! Die Ärzte des Mittelalters äußerten sich gleichermaßen. Die Wirksamkeit unseres geliebten kleinen Rautengewächses wurde nachgewiesen. Die entsprechenden Studien werden unter »Bakterien und Mikroben« auf Seite 50 angegeben.

Schlussfolgerung: Zur Vorbeugung von Lebensmittelvergiftungen: 15 Minuten vor dem Verzehr von Krustentieren und rohem Fisch die Zitrone zu sich nehmen. Und heilend eingesetzt: Die Zitrone verschafft der Leber bei kleinen Beschwerden Erleichterung, bevor Sie Ihren Arzt konsultieren.

Würmer

In seinem *Dictionnaire Universel Des Drogues Simples* erklärt Nicolas Lémery, dass der Zitronensamen, genauer die Kerne, durch seine Freundlichkeit geeignet ist, der Verderbtheit Widerstand zu leisten und so Würmer zu vertreiben.[99] In Südostasien verwendet man noch heute die Kerne als Mittel gegen Würmer. Die Ärzte der traditionellen chinesischen Medizin verordnen sie, um Madenwürmer zu eliminieren. Gegen Spulwürmer verabreichen sie zwei oder drei Zitronenblätter pro Tag, die gekaut werden sollen.[100] Valmiki empfiehlt im *Ramayana* die kleine, noch unreife Limette *Citrus aurantifolia (Christm.) Swingle* und auch die Schale als Wurmmittel.[101] Eine neuere Studie zeigt, dass er recht hatte.[102]

Entwurmungskur

- 1 Zitrone, ausgepresst (Schale und Kerne nicht entsorgen!)
- 3 TL Honig

1. Den Saft trinken.
2. Die Schale und die Kerne mit 1 Glas Wasser und 3 Teelöffeln Honig in einen Mixer geben. Kräftig mixen, in ein kleines Glasgefäß umfüllen und 2 Stunden ziehen lassen.
3. Abseihen, dabei alles gut ausdrücken und abends vor dem Zubettgehen trinken.

Sie können es auch machen wie auf Jamaika und 7 Zitronenblätter in einer Tasse mit kochendem Wasser eine Viertelstunde ziehen lassen. Pro Tag zwei Tassen davon trinken.

Alterung

Studien zeigen, dass die Antioxidantien superstarke Verbündete im Kampf gegen die Alterung sind. Und die Zitrone steckt voller Antioxidantien.[103] Besonders leistungsstark sind dabei Vitamin C, Rutin und Quercetin.[104]

Greifen Sie also zügig auf Zitronen zurück, um die irreparablen Spuren zu verlangsamen.

Toxine

Vertreiben Sie Toxine mit verschiedenen Zitronensäften. Am einfachsten ist es, morgens auf nüchternen Magen Zitronensaft in einem großen Becher mit warmem Wasser zu trinken. Um Abfallstoffe aus der Leber zu eliminieren, können Sie auch drei Wochen lang einmal täglich vor einer Mahlzeit einen Tropfen ätherisches Zitronenöl in ein Glas Wasser, etwa 250 Milliliter, geben und es trinken. Eine Woche pausieren, dann die Behandlung wiederholen. Zusätzlich kann die Leber mit zwei Tropfen ätherischem Zitronenöl, verdünnt in fünf Tropfen beliebigem Pflanzenöl, massiert werden.

Furioses Wasser zur Toxinausleitung

- Saft einer Zitrone und einer Limette
- 1 Sternanis, gemörsert
- 1 cm frisch geriebener Ingwer

1. Saft in ein großes Glas füllen.
2. Sternanis zu den Zitronensäften geben.
3. Ingwer mit in das Glas geben. 15 Minuten ziehen lassen.
4. Abseihen und mit Sprudelwasser auffüllen. Auf nüchternen Magen trinken.

Entgiftendes Zitronenwasser

- Saft von 2 Zitronen
- ¼ TL Piment d'Espelette
- 25 ml Agavensirup
- 1 g Aktivkohlepulver

1. ½ l gefiltertes Wasser in eine Flasche füllen.
2. Übrige Zutaten dazugeben. Schütteln und über den Tag verteilt gekühlt trinken.

Entgiftender Aufguss

- 2 cm frischen Ingwer, geschält und gerieben (oder 1 TL Ingwerpulver)
- abgeriebene Schale einer halben Zitrone
- 1 zerdrückter Stängel Zitronengras

1. 3 Gläser gefiltertes Wasser in einen Topf gießen.
2. Ingwer oder Ingwerpulver, die abgeriebene Zitronenschale und die zerdrückte Stange Zitronengras dazugeben.
3. Aufkochen, dann den Topf vom Herd nehmen. Zugedeckt 10 Minuten ziehen lassen.
4. Abseihen und zwei oder drei Tassen über den Tag verteilt zwischen den Mahlzeiten trinken.

Entgiftender Tee

- Grüner Tee
- 1 Msp. Zimtpulver
- 1 Msp. Ingwerpulver
- ½ Zitrone

1. Bereiten Sie einen hochwertigen grünen Tee zu.
2. Geben Sie das Zimt- und das Ingwerpulver dazu. 7 Minuten ziehen lassen.
3. Anschließend den Saft einer halben Zitrone dazugeben.

Entgiftender Saft

- frisch gepresster Saft einer halben Zitrone
- 1 cm frischer Ingwer, geschält und gerieben
- 1 Scheibe Wassermelone, klein geschnitten (sollte etwa 3 Tassen voll ergeben)
- 250 ml Kokoswasser

Alle Zutaten mixen und dieses wunderbare Getränk mit Bedacht genießen.

Entgiftender Smoothie

- Saft einer Zitrone
- 1 Apfel mit Schale, klein geschnitten
- 2 Tassen Spinat
- ½ Tasse tiefgekühlte Heidelbeeren
- 1 Msp. Cayenne

1. Alle Zutaten in einen Mixer geben.
2. 1 Glas Wasser zugießen und kräftig mixen.

Wenn Sie es einmal beim Zucker, Fett oder Kaffee übertrieben haben, können Sie diesen überraschenden Smoothie testen.

Sie können auch den »Wärmenden Cocktail«, dessen Rezept Sie auf Seite 63 finden, trinken. Dieser ist ebenfalls geeignet, um Toxine aus dem Körper du spülen.

Nierensteine

Zu Zeiten von Madame de Sévigné verwendete man Skorpionöl, um den Urinfluss anzuregen, »um den Stein abzuschwächen und den Harngrieß anzuschieben – um den Stein aufzulösen, der in der Blase sitzt, und ihn auszuwerfen«.[105]

Nierensteine sind die Hölle. In diesen Augenblicken intensiver Schmerzen kann die Zitrone das Leben leichter machen. Da es verschiedene Arten von Nierensteinen gibt, ist es wichtig, dass Sie Ihren Arzt konsultieren, bevor Sie etwas unternehmen. Eine individuelle Behandlung ist ebenso wichtig, um ihnen beizukommen, wie eine Ernährungsumstellung.

Obgleich die Zitrone nur geringe Mengen an Apfelsäure und Zitronensäure enthält, leisten diese beiden in den geplagten Nieren gute Arbeit, um Kalziumablagerungen aufzulösen. Sie scheuen sich aber auch nicht davor, es mit Blasensteinen aufzunehmen. Der regelmäßige Verzehr von Zitronen kann die Produktion von Harnzitrat steigern, einem Harnbestandteil, der der Bildung von Nierensteinen vorbeugt. Amerikanische Forscher, die die Wirksamkeit von Limonade zur Steigerung der Zitronensäure untersucht haben, konnten deren Wirksamkeit nachweisen. Einziger Wermutstropfen bei der Sache ist, dass Limonade in der Regel zu viel Zucker enthält. Es genügt daher, sie durch einen frisch gepressten Zitronensaft in einem Glas Wasser zu ersetzen und dies regelmäßig zu trinken.[106] Wird die Zitrone gut verstoffwechselt, kann sie Urate (Salze der Harnsäure) und Oxalate (Salze der Oxalsäure) im Organismus auflösen und eliminieren.[107]

Cholesterin

Flavonoide spielen im Fettstoffwechsel eine günstige Rolle.[108] In einem Interview der BBC erklärte Dr. Elzbieta Kurowska zu Extrakten von Zitrusschalen: »Wir glauben, dass die Super-Flavonoide das Potenzial haben, mit den cholesterinsenkenden Wirkungen bestimmter Medikamente zu konkurrieren oder sie sogar zu schlagen, jedoch ohne deren unerwünschte Nebenwirkungen.«[109] Andere Forscher rühmen die kombinierten Wirkungen der Zitrone – oder auch Limette – und des Apfels, um das Cholesterin in die Flucht zu schlagen. Die Wirkung einer Kombination beider Stoffe ist besser, als wenn beide Stoffe für sich allein eingesetzt werden.[110]

Schlussfolgerung: Trinken Sie Zitronensaft und essen Sie Äpfel, separat oder zusammen. Und geben Sie zwei Äpfel und eine ganze Zitrone in den Entsafter. Dies wird vom Cholesterin nicht unbemerkt bleiben!

Diabetes

Die traditionelle chinesische Medizin verordnet gegen Diabetes ein Dekokt aus den Kernen der Zitronatzitrone zweimal täglich und den Verzehr der Zitrusfrucht Buddhas Hand. Studien bestätigen die Wirksamkeit dieser Heilmittel.[111] Die Schale der Zitronatzitronen-Sorte Diamante hat dieselbe Wirkung.[112]

In der Behandlungsstrategie von Diabetes Typ 2 ist die Zitrone eine der Waffen, die zum Einsatz kommen. Geben Sie sie zum Trinken in Wasser, über Gemüse, in den Tee, kurz: Verwenden Sie Zitronen sehr großzügig.

Durchblutung

Das in der Zitrone enthaltene Rutin ist der Verbündete Ihrer Blutgefäße. Dieses sympathische Flavonoid verringert die Durchlässigkeit und Fragilität der Kapillargefäße, beugt dem

Verklumpen von Blutplättchen (Thrombozytenaggregation) vor und verbessert die Fließfähigkeit des Blutes. Die Zitrone ist kurz gesagt die Verbündete der Wahl, die sich um Venenprobleme, Krampfadern und die kleinen Gefäße kümmert.[113]

Nehmen Sie in den täglichen Speiseplan den Saft einer Zitrone auf, in warmem oder kaltem Wasser, mit oder ohne Honig.

Bluthochdruck

In der traditionellen chinesischen Medizin ist Buddhas Hand ein Heilmittel, um einen zu hohen Blutdruck zu senken. Auf Jamaika hat die grüne Zitrone, also die Limette, diese Aufgabe. Die Zitronen enthalten Kalium, das hohen Blutdruck reguliert.[114] Probieren Sie es, bevor Sie Ihren Arzt aufsuchen, mit Zitronensaft.

Blutarmut

Das im Zitronensaft enthaltene Vitamin C unterstützt den Körper dabei, Eisen aus Lebensmitteln zu absorbieren. Dieses Vitamin C wirkt also als Superaktivator der Bioverfügbarkeit des Eisens. Wenn Sie zu Linsen oder Spinat Zitronensaft dazugeben, verzweifachen oder verdreifachen Sie Ihre Fähigkeit, das darin enthaltene Eisen aufzunehmen – so können Sie einer Blutarmut (*Anämie*) gegensteuern.[115]

Bei einem plötzlichen und unwiderstehlichen Verlangen nach Zitrone ist es gut möglich, dass Sie unter Eisenmangel leiden.[116] Trinken Sie Zitronensaft und fügen Sie zu Ihren Lieblingsgerichten großzügig Zitrone hinzu, um einer Blutarmut entgegenzuwirken und vorzubeugen.

Ödem

Bei anschwellenden Fußknöcheln leistet die Zitrone gute Arbeit. Wenn Sie also wieder schlanke Fesseln wie ein junges Mädchen bekommen möchten, geben Sie eine ganze Zitrone in den Entsafter, mischen den Saft mit einem Glas Wasser oder Frucht- oder Gemüsesaft und trinken diese Mischung täglich.

Parkinson

Vitamin C und die Flavonoide tragen dazu bei, die freien Radikale zu neutralisieren, die für die Alterung und für die meisten Krankheiten einschließlich der Parkinson-Krankheit verantwortlich sind.[117]

Die Empfehlungen sind dieselben wie bei der Alzheimer-Krankheit: bei Antioxidantien eher übertreiben und mit Zitronen nicht knauserig umgehen.

Alzheimer

Es gibt eine Studie, die darauf hinweist, dass Flavonoide im Kampf gegen degenerative Erkrankungen des Gehirns eine Rolle spielen könnten. Mithilfe der Flavonoide konnte der globale Zellverlust verringert werden, Schäden der Zellmembranen konnte vorgebeugt werden und die oxidationshemmende Aktivität bestimmter Enzyme nahm zu.[118] »Unsere Ergebnisse zeigen, dass diese Flavonoide der Zitrone selbst in geringen Konzentrationen eine Schutzwirkung gegen die Zytotoxizität von H_2O_2 in den Zellen ausüben«, sagen die Forscher, die erklären, »eine Ernährung, die reich an Antioxidantien ist, könnte dazu beitragen, degenerative Erkrankungen des Gehirns zu bekämpfen.«

Herzprobleme

Avicenna empfahl die Zitrone, um Palpitationen zu bekämpfen. Ende des 17. Jahrhunderts empfiehlt der Apotheker und Chemiker Nicolas Lémery »Zitronenschale und da vor allem den gelben äußeren Teil zur Herzstärkung«.[119] Zitronensaft enthält Zitronensäure, die in der Medizin als Mittel zur Blutgerinnung (Antikoagulans) eingesetzt wird. Die Entdeckung der Zitronensäure wird dem persischen Alchemisten Jabir ibn Hayyan im 8. Jahrhundert zugeschrieben. Tausend Jahre später isoliert der schwedische Chemiker Carl Wilhelm Scheele die Zitronensäure durch Auskristallisieren aus Zitronensaft. Grüner Tee enthält viele Catechine, Antioxidantien, die für das Herz gut sind, jedoch während der Verdauung zu 80 Prozent zerstört werden. Um das Maximum an Catechinen zu erhalten, müssen Sie den grünen Tee lediglich mit Zitronensaft trinken. Dann verliert der Organismus dank der Zitrone und wie durch Zauberei nur noch 20 Prozent.[120]

Osteoporose

Vitamin C ist unverzichtbar für die Bildung von Kollagenfasern. Kollagen gehört zu den wichtigsten Proteinstrukturen unseres Körpers. Es spielt eine wichtige Rolle bei der Knochenbildung und bekämpft einen Kollagenverlust in Haut und Knochen, der unter anderem für Osteoporose verantwortlich ist.[121]

Kalzium-Vitamin-C-Mischung

- 3 Eier
- Zitronensaft

1. Die Eier sehr sorgfältig waschen.
2. Anschließend in ein dicht verschließbares Glasgefäß legen und mit Zitronensaft bedecken.
3. Das Gefäß verschließen und in den Kühlschrank stellen. Der Zitronensaft wird die Eierschalen auflösen. Sie werden sehen, dass sich auf den Eiern große Blasen bilden.
4. Schütteln Sie das Gefäß mehrmals täglich. Wenn sich die Schalen aufgelöst haben, nehmen Sie Eier heraus, ohne die Membran zu zerreißen. Sie können die Eier zum Kochen verwenden.
5. Das Gefäß wieder verschließen, kräftig schütteln und jeden Tag 1 TL dieser Zubereitung zu sich nehmen.

Arthritis, Rheuma und Gicht

In der traditionellen Medizin werden die Zitrone und die Zedratzitrone als Entzündungshemmer eingesetzt, um Gelenkbeschwerden zu lindern oder ihnen vorzubeugen.[122] Inzwischen ist bekannt, dass ein hoher Harnsäurespiegel zu Problemen wie Arthritis, Rheuma und Gicht führen kann. Der diuretisch wirkende Zitronensaft eliminiert diese Toxine. Eine Studie zeigte, dass Zitronensaft vor entzündlicher Polyarthritis in zwei oder mehr Gelenken oder vor Arthritis schützen kann.[123] Die Zitronenschale enthält viel Nobiletin – ein Flavonoid –, das unter anderem entzündungshemmende und oxidationshemmende Eigenschaften besitzt. Es lindert die Entzündung und die Schmerzen, die durch Arthritis hervorgerufen werden.[124] Ein weiteres Flavonoid – Rutin – ist in der Lage, die freien Radikale schachmatt zu setzen und die Entzündung zu lindern.[125]

Zu einer Tasse mit heißem Wasser den Saft einer Zitrone dazugeben und dreimal täglich trinken, um Gelenkschmerzen zu lindern.

Neuere Forschungsergebnisse lassen darauf schließen, dass das in allen diesen kleinen Rautengewächsen (*Rutaceae*) enthaltene Vitamin C die Gefahr von Gichtanfällen reduziert.[126]

Wenn man solchen vorbeugen möchte, kann man sich auf die Zitrone verlassen. Einige Spritzer ins Wasser, in den Tee, über Salat oder Fisch genügen bereits. Und um einen akuten Anfall zu lindern, bereitet man sich ein großes Glas Wasser mit dem Saft einer schönen Zitrone zu – mit der Schale im Entsafter ausgepresst – und trinkt es dreimal täglich, eine Stunde vor den Mahlzeiten und beim Zubettgehen. Um die Behandlung zu vervollständigen, befolgen Sie die Empfehlungen von Marie-Antoinette Mulot, die schmerzenden Bereiche mit Zitronensaft einzureiben.[127] So umsorgt schläft man wie ein Baby.

Schmerzende Füße

Wenn nach einem langen Fußmarsch oder einem ermüdenden Shoppingtag Ihre Fußsohlen brennen und Ihre armen Extremitäten Chilischoten auf dem Barbecue ähneln, probieren Sie Ihr Glück mit diesem indischen Rezept[128]:

Tauchen Sie Ihre Füße in eine Schüssel mit heißem Wasser, dem Zitronensaft und grobes Salz zugesetzt ist. Machen Sie dieses Fußbad eine Viertelstunde, trocknen Sie Ihre Füße ab und gönnen Sie sich anschließend eine kleine Fußsohlenmassage mit Zitronensaft. Den Saft an der Luft trocknen lassen und das Glück hübscher, wiederhergestellter Füße genießen. Obendrein werden Sie selig schlafen.

Blasenentzündung

Ein Aufguss der Schale der Zedratzitrone ist ein altes Heilmittel gegen Blasenentzündungen.[129]

Natron-Zitrone-Duo für einen neutralen Harnsäurespiegel

- 2 TL Zitronensaft
- ½ TL Natron

Gießen Sie Wasser in ein großes Glas und geben Sie 2 Teelöffel Zitronensaft und ½ Teelöffel Natron dazu. Mischen und diese Arznei viermal täglich trinken.

Sie können auch dieses indische Rezept ausprobieren: 1 Teelöffel Limettensaft mit 180 Milliliter kochendem Wasser mischen. Den Aufguss abkühlen lassen und über den Tag verteilt alle zwei Stunden circa 60 Milliliter davon trinken. Das brennende Gefühl soll dadurch verschwinden.

Libido anregen

Im *Ramayana* empfiehlt Valmiki die reife kleine Limette *Citrus aurantifolia (Christm.) Swingle* als Aphrodisiakum.[130] Wir haben keine freiwillige Testperson gefunden, aber eines ist sicher: Selbst, wenn der erwünschte Effekt nicht eintritt, schadet es zumindest nicht.

Prämenstruelle Spannungen

Wenn Sie in der Woche vor der Periode unter Spannungsgefühlen leiden, reizbar sind und schlecht schlafen, trinken Sie morgens einen frisch ausgepressten Zitronensaft, wenn Sie können auf nüchternen Magen, sonst nach dem Frühstück und auch abends vor dem Zubettgehen. Trinken Sie tagsüber einen schwarzen Tee, der lange gezogen hat, und geben Sie Zitronensaft dazu.

Starke und schmerzhafte Regelblutungen

Die kleine Zitrone bessert prämenstruelle, menstruelle und postmenstruelle Schmerzen. Den Saft einer ausgepressten Zitrone oder Limette drei- oder viermal täglich in ein großes Glas mit sehr kaltem Wasser geben und trinken, um die Blutung zu reduzieren. Zitronensaft wirkt blutstillend.[131]

3
Das mentale Wohlbefinden

Erschöpfung

Zitronen haben von allen Früchten die reinste Konzentration an negativen Ionen. Diese – man findet sie am Meer und in großer Höhe – steigern die Sauerstoffzufuhr zum Gehirn. Dies macht munterer, verringert Schläfrigkeit, gibt uns mehr Energie und schützt uns vor Krankheitskeimen.[132]

Geistige Erschöpfung

Zitronen machen intelligent. Es ist kein Zufall, dass ihr indischer Vater, die Zitronatzitrone, als heilige Frucht gilt. Sie ist eine der Lieblingsfrüchte von Ganesh, dem Gott der Weisheit und der Intelligenz. Unser Ganapati (Synonym für Ganesh) hat sie unter allen womöglich wegen ihres Kaliumgehalts ausgewählt, der unter anderem dazu beiträgt, klare Gedanken fassen zu können, und der den Blutdruck reguliert. Möglicherweise hat er sie aber auch wegen ihres frischen, leichten und durchdringenden Aromas auserkoren, das den Geist anregt und erhebt, die Gedanken erhellt und Zuständen von geistiger Erschöpfung, emotionalen Störungen und Existenzängsten entgegenwirkt.[133]

Moses ibn Maimun, der Maimonides genannte »RaMBaM«, Philosoph, Kräuterkundiger, Phytotherapeut und persönlicher Arzt von Saladin im 12. Jahrhundert, weist der Zitronatzitrone Etrog, ohne die kosmetischen Anwendungen mitzuzählen, über 70 therapeutische Anwendungen zu, darunter eine leichtere Entbindung, schönere Kinder und eine Erhöhung der intellektuellen Vigilanz. Wenn Sie das Glück haben, diese Zitronensorte zu bekommen: ihr Saft ist hervorragend. Um die Gehirnfunktionen anzuregen, die Kreativität zu fördern, lässt man der Fantasie freien Lauf und schnuppert mit fröhlicher Hingabe an der Zitrone. Man drückt die Zeste aus und atmet den Wohlgeruch dieser Schale ein oder gibt 1 Tropfen ätherisches Zitronenöl auf die Innenseite des Handgelenks und atmet dies in vollen Zügen ein. Auch einen Zitronen- oder Zitronatzitronensaft sollte man sich zubereiten.

Körperliche Erschöpfung

Der berühmteste Zitronenliebhaber der Vereinigten Staaten, General Stonewall Jackson, wurde während des Amerikanischen Bürgerkriegs gesehen, wie er Zitronen lutschte, bevor er sich auf seinem stolzen Schlachtross ins Gefecht begab. Von diesem Moment an verbreitete sich, schneller als ein Lauffeuer, das Gerücht, der General liebe Zitronen und stärke sich vor der Schlacht damit. Tatsächlich bevorzugte er Pfirsiche, aber bis heute legen seine Bewunderer immer Zitronen auf sein Grab in Lexington in Virginia.[134] Valmiki empfiehlt im Ramayana die noch unreife kleine Limette *Citrus aurantifolia (Christm.) Swingle*, um Müdigkeit zu bekämpfen, als Stärkungsmittel, auch für das Herz.[135] In China wird die Schale der Zitronatzitrone *Citrus medica* als Zitronat verkauft als anregendes Mittel und Tonikum.[136] Maimonides und der jemenitischen Medizin zufolge wird die Zitronatzitrone zur Behandlung mangelnder Vitalität, bei Viruserkrankungen, die von extremer Erschöpfung begleitet werden, und nach Behandlungen mit Antidepressiva empfohlen.

Für einen guten Start in den Tag bereiten Sie sich ein Supertonikum zu: Geben Sie eine ganze Zitrone oder Zitronatzitrone in den Entsafter, gießen Sie den Saft in ein großes Glas mit heißem Wasser und trinken dies. Vor, während und nach einem Training verbinden sich die Zitronensäure, das Vitamin C und die Apfelsäure, um in Phasen einer intensiven Anstrengung oder in großer Höhe, wenn der Sauerstoff wenig wird, ihre Wohltaten maximal zu entfalten wie bei Edmund Hillary. Zitronensaft verlängert auch die Phase, in der der Körper mit optimaler Effizienz funktioniert.[137] Die Zitronensäure reduziert zudem physiologischen Stress und verringert die körperliche Erschöpfung.[138] Wanderer, Forscher und Entdecker, Bergsteiger und Weitreisende – sie alle haben die Zitrone immer als Geschenk Gottes betrachtet. Sie lässt sich leicht mitnehmen und verzehren: Sobald Müdigkeit oder Erschöpfung spürbar werden, schneidet man das Ende der Zitrone ab, drückt auf die Frucht und trinkt ihren Saft. Ihre aufmunternde Wirkung tritt rasch ein und sie ist ein fantastischer Durstlöscher.[139] Und alle, die viel Zitrone zu sich nehmen, werden Ihnen bestätigen, dass sie weniger Muskelkrämpfe haben und dass ihre Muskeln nach intensiver körperlicher Aktivität weniger schmerzen.

Sobald die Erschöpfung spürbar wird, trinken Sie den Saft einer halben Zitrone in einem Glas Wasser, um Ihre Moleküle in Schwung zu bringen und daran zu hindern, ihren Dienst zu versagen. Oder versuchen Sie diese kleinen Muntermacher:

Energiewasser

- 1 cm frischen Ingwer
- 1 cm frische Kurkuma
- 1 Zitrone oder Limette
- 1 frische Chilischote

1. 200 ml Wasser aufkochen und den Ingwer und die Kurkuma reiben.
2. 1 Zitrone oder Limette auspressen, die Chilischote in Ringe schneiden.
3. Alles in ein großes Glas geben, mit dem kochenden Wasser übergießen und mischen. 2 Minuten ziehen lassen, dann trinken.

Gegen den Blues

Dioskurides empfahl, dem Wein etwas Zedratzitronensaft zuzusetzen, um die Nerven zu beruhigen und eine Depression zu behandeln. In seinem Buch *Le livre des denrées alimentaires au XIIe siècle* (Buch der Lebensmittel im 12. Jahrhundert) behandelt Abu Marwan Abdel-Malek ibn Abi al-Alaa Zuhr, im Westen unter dem Namen Avenzoar bekannt, einer der bedeutendsten Ärzte des Mittelalters und Lehrer von Averroes, mehrere Arzneimittel, die Bedeutung der Lebensmittel und der Ernährung sowie ihre Auswirkungen auf die Gesundheit. Er rühmt die Eigenschaften des Wohlgeruchs der Zitrone, die »den Geist stärkt«.[140] Gegen den Baby-Blues empfiehlt die traditionelle chinesische Medizin, den Duft von Buddhas Hand einzuatmen. Man verwendet diese Zitrone in der Aromatherapie, um Moral und Stimmung zu heben.[141]

Um die Schwarzmalerei zu stoppen und das Leben wieder rosig zu sehen, vertreiben Sie den Blues mit Zitrone oder Limette. Geben Sie einige Tropfen ätherisches Zitronenöl in einen Diffuser, nichts sorgt besser für eine gute Atmosphäre.[142] Legen Sie fetzige Musik auf, schnüffeln Sie an etwas ätherischem Zitronenöl und bereiten Sie sich dabei ein Zitronenwasser, einen Zitronenaufguss oder einen Mojito – virgin oder auch nicht – zu! Und wenn Ihre Liebste oder Ihr Liebster nach Hause kommt, unterziehen Sie sie derselben Behandlung. Das wird garantiert ein heißer Abend.

Schlafstörungen

In *Les Médicaments de Madame de Sévigné* erfährt man, dass die sauren Zitronensäfte durch ihre Säure wirken, sie »unterbrechen die zu ungestümen Gedankenbewegungen«.[143] Ebenfalls anerkannt werden die beruhigenden Eigenschaften der Zitronatzitrone.[144] Dasselbe gilt für die Schale der grünen Zitrone (Limette).[145] Jamaikanische Großmütter schwören auf die sedierenden und beruhigenden Eigenschaften der Limettenblätter. Um Sie direkt in Morpheus Arme zu schicken, lassen Sie 7 Limettenblätter in einer Tasse mit kochendem Wasser 15 Minuten lang ziehen. Dann trinken Sie zweimal täglich 2 Tassen dieses Zaubertranks. Ein Aufguss von Blättern und Blüten des Zitronenbaums hat denselben Effekt: Er beruhigt die Nerven und trägt somit dazu bei, dass Sie wieder in den Schlaf finden.[146]

Um gut zu schlafen, füllen Sie eine Tasse mit sehr heißem Wasser, geben den Saft einer halben Zitrone und 2 Teelöffel Honig dazu und trinken dies beim Zubettgehen.

Zur Ergänzung der Behandlung nehmen Sie ein Bad und geben zum Badewasser 10 Tropfen ätherisches Zitronenöl hinzu, verdünnt mit einem schäumenden Grundprodukt – 1 Teelöffel Flüssigseife oder Duschgel oder Haarshampoo. Sie können auch noch 2 Esslöffel eines beliebigen Pflanzenöls dazugeben, um eine seidige Haut zu bekommen, aber Vorsicht: Nicht in der Badewanne ausrutschen! Geben Sie außerdem 20 Tropfen ätherisches Zitronenöl in ein Schälchen auf Ihrem Nachttisch oder in einen Diffusor. Und für einen guten Schlaf ohne Albträume: Eine halbe Zitrone auspressen. Eine Schüssel mit heißem Wasser füllen, die Hälfte des gepressten Zitronensafts ins Wasser gießen und die Füße eine Viertelstunde hineinstellen. Anschließend massieren Sie Ihre Füße mit dem restlichen Zitronensaft. An der Luft trocknen lassen. Drei- oder viermal tief atmen und hopp, ab ins Bett und schlafen wie ein Baby.

Jetlag

Schluss mit dem Jetlag dank der Zitrone. Geben Sie 2 Tropfen ätherisches Zitronenöl in ein großes Glas (circa 300 Milliliter) Wasser und trinken Sie es während der Reise und wenn möglich auch bei oder kurz nach oder kurz vor der Ankunft. So sind Sie unterwegs gut in Form, gut hydriert, mit wachem

Blick und auf leichten Beinen. Wenn Sie zusätzlich noch regelmäßig dieses göttliche ätherische Öl schnuppern, werden Sie bei der Ankunft hypercool sein, denn die in der Zitrone enthaltenen Stoffe wirken vitalisierend und anregend.

Konzentration

Rainer Maria Rilke liebte den Duft der Zitrone. Er beschreibt die Freude an dem intensiven Duft, den ihm im Winter die Zitronen auf seinem Schreibtisch verschafften und »wie er diesen Wohlgeruch erlebt [...], dem er so viel verdankt«.[147] Der göttliche Duft der Zitrone regt Konzentration und Kreativität an, macht geistig reger und sorgt für fröhliche Stimmung.[148] Falls Sie also Mühe haben, Ihre Gedanken am Abschweifen zu hindern, wenn Sie dazu neigen, sich ablenken zu lassen, wenn Sie konzentriert bleiben müssen, können wir nur eines sagen: Schnüffeln Sie Zitrone! Das ist legal, überhaupt nicht kostspielig und absolut wunderbar. Es regt die Sinne an und macht glücklich, was will man mehr?

Atmen Sie den Duft von Zitronenschale ein, indem Sie diese unter der Nase zusammendrücken, legen Sie Zitronen auf Ihren Schreibtisch und investieren Sie in ein Fläschchen ätherisches Zitronenöl.

Gedächtnis

Ein schwächelndes Kurzzeitgedächtnis kann offenbar mit Zitronensaft und Granatapfel – einzeln oder kombiniert – in Schwung gebracht werden.[149] Dazu einen Granatapfel und den Saft einer Zitrone in den Mixer geben, um die kleinen grauen Zellen mit einem hübschen roten Saft anzuregen.

Stress

Hatte Sultan Saladin Stress, gab sein Leibarzt Maimonides ihm ein großes Glas Etrog-Saft zu trinken. Die jemenitische Medizin verordnete die Zedratzitrone als Mittel, um das Nervensystem wieder ins Gleichgewicht zu bringen und die Psyche zu entspannen. Dies erklärt sich wohl durch den Vitamin-C-Gehalt. Je stärker der Stresspegel ansteigt, desto weiter nimmt der Vitamin-C-Spiegel ab. In Stresssituationen ist es daher empfehlenswert, Lebensmittel zu konsumieren, die viel Ascorbinsäure enthalten.[150]

Bei großem oder kleinem Stress bereiten Sie sich einen Zitrusfrüchte-Cocktail zu. Jeweils eine ganze Zitrone, Orange, Grapefruit und nach Möglichkeit Zedratzitrone gründlich waschen. Die Früchte auspressen. Sie erhalten einen göttlichen, sehr beruhigenden Saft. Trinken Sie diese Wohltat langsam und genüsslich in einem herrlichen Zitronenbad. Hierfür die Schalen der ausgepressten Zitrusfrüchte in einen Topf mit kaltem Wasser geben. Aufkochen, dann bei schwacher Hitze 10 Minuten köcheln lassen. Abseihen und zusammen mit einer Tasse Meersalz ins Badewasser geben. Dieses Bad ist unglaublich wohltuend. Tschüss Wehwehchen, Müdigkeit und Lethargie.

Angstzustände

Im Mittelalter verschrieben die Ärzte, die von den therapeutischen Eigenschaften des Zitronenaromas überzeugt waren, dieses zur Linderung von Ängsten, Erschöpfung, Kopfschmerzen und Depression. Heute weiß man, dass die Blätter und Blüten angstlösend und sedierend wirken.[151] Andere Studien zeigen, dass die Zitrone sedierend, angstlösend und antidepressiv wirkt.[152]

Bei einer kleinen vorübergehenden Angststörung eine Zitronenschale unter der Nase zusammendrücken, um die darin enthaltenen Öle freizusetzen und dieses Wunder der Natur einatmen. Mehrmals wiederholen.

Anti-Angst-Elixier

- 2 TL frisch gepresster Saft einer Zitrone oder Limette
- 1 TL Ingwer, frisch gerieben oder ⅓ TL Ingwerpulver
- ½ TL Honig

1. Geben Sie den frisch geriebenen Ingwer oder ⅓ TL Ingwerpulver in eine Tasse und übergießen Sie sie mit kochendem Wasser.
2. Den Zitronen- oder Limettensaft und den Honig dazugeben. Gut verrühren und diese Mischung dreimal täglich trinken, so lange dies nötig ist.

Gegen Angstzustände, beschleunigten Herzschlag und Einschlafstörungen probieren Sie es mit diesem schönen Aufguss:

7 Blätter vom Zitronenbaum 15 Minuten lang in einer Tasse mit kochendem Wasser ziehen lassen. Abseihen und 2 Tassen pro Tag trinken, am besten mit geschlossenen Augen, um diesen Augenblick der Entspannung voll zu genießen.

Wut

Der chinesischen Medizin zufolge trägt unter energetischem Gesichtspunkt die Wirkung der Zitrone auf die Leber dazu bei, die Wut und jeglichen Staueffekt zu zerstreuen.

Wenn Sie spüren, wie die Wut in Ihnen hochsteigt, atmen Sie tief durch und trinken Sie den Saft einer ausgepressten Zitrone in einem Glas mit sprudelndem Wasser.

4
Zitrone für strahlende Schönheit

Magische Rezepturen

»Durch Sauberkeit errege dein Körper Wohlgefallen«, schreibt Ovid und erklärt: »Pflege wird euch ein schönes Gesicht geben; ein vernachlässigtes Gesicht wird zugrunde gehen, mag es auch der idalischen Göttin ähnlich sein.«[153] Damals war für diese Pflege eine Menge Personal nötig: eine Sklavin für die Enthaarung, eine andere für den Kampf gegen die weißen Haare, weitere, die für Salben und Parfüms zuständig waren, die Augenbrauen mit Antimon nachstrichelten, die Beine mit einem Bimsstein wie Marmor polierten, die Gewänder anlegten, die Tunika drapierten und schließlich ihrer Herrin den Halsschmuck, die Ohrringe, die Goldketten, die Broschen und Armbänder anlegten. Die Männerwelt ist sich nicht darüber im Klaren, dass wir all das heute allein erledigen müssen. Aber zum Glück haben wir ja Zitronen.

Josephine setzte auf kreolische Rezepturen, um sich für Napoleon schön zu machen. Schon morgens, eine halbe Stunde vor dem Frühstück, trank sie den Saft einer Zitrone, verdünnt mit einem großen Glas heißen oder kalten Wassers.

Gleich darauf trug sie eine Gesichtsmaske aus einer gekochten, zerdrückten und abgekühlten Kartoffel auf, spülte sie ab und legte dann heiße Kampferkompressen auf, um der Erweiterung der Poren vorzubeugen.

Beginnen wir mit der innerlichen Anwendung. Für schöne Haut und Haare empfiehlt sich ein kleiner Vitamincocktail. Da ist die Zitrone unsere Verbündete, denn sie versorgt uns großzügig mit Vitamin C und anderen Antioxidantien, die freie Radikale und deren schädlichen Auswirkungen auf die Schönheit bekämpfen. Sie helfen, Falten vorzubeugen, Hautunreinheiten und Narben zu minimieren. Zitronensaft regt die Leber an, die für die Ausscheidung von Giftstoffen verantwortlich ist, und trägt so zu einer makellosen Haut bei.

Beginnen wir den Tag wie Josephine mit dem Saft einer Zitrone in einem großen Glas Wasser. Danach bereiten wir ein Elixier zu.

Verjüngendes Elixier für das Gesicht

- Saft von 2 Zitronen oder Limetten (circa 100 ml)
- 200 g Honig
- 50 ml Olivenöl

Alle Zutaten in ein luftdicht schließendes Glas geben und gut schütteln, bis eine homogene Masse entsteht. Nehmen Sie täglich einen Esslöffel dieses Elixiers ein.

Wenn Sie das Elixier lieber täglich frisch zubereiten möchten, mischen Sie 1 Esslöffel frisch gepressten Zitronensaft mit 2 Teelöffeln Honig und ½ Teelöffel Olivenöl. Dieses Wundermittel macht Ihre Haut weich und geschmeidig, lässt Ihre Augen strahlen und Ihr Haar glänzen. Als zusätzlicher Bonus fördert es auch die Verdauung.

Schönheitselixier

- Saft von 3 Limetten
- 50 ml Arganöl
- 2 TL Kurkuma
- 200 g Honig
- ½ TL schwarzer Pfeffer

Alle Zutaten in Ihren Mixer geben. Gründlich mixen, dann in ein luftdichtes Glas füllen und im Kühlschrank aufbewahren. Nehmen Sie täglich 2 Esslöffel des Elixiers ein.

Elixier für einen klaren Teint

- Saft einer halben Zitrone
- 100 g Stangensellerie
- 200 g Tomaten

Geben Sie alle Zutaten in einen Mixer und pürieren Sie sie gründlich, bis alles gleichmäßig vermischt ist.

Elixier für eine schöne Haut

- 1 Zitrone
- 4 Karotten
- 1 Apfel
- 2 Stangen Sellerie
- 2 TL Kurkuma
- ½ TL schwarzer Pfeffer
- 1 TL Kokosöl

1. Zitrone, Karotten, Apfel und Stangensellerie entsaften oder mixen.
2. Kurkuma, gemahlenen schwarzen Pfeffer und Kokosöl dazu geben und nochmals mixen oder unterrühren.
3. Verdünnen Sie den Drink mit Wasser und trinken Sie ihn jeden Morgen noch vor dem Frühstück. Ihre Haut wird es Ihnen danken.

Elixier zur Regeneration der Haut

- 1 Zitrone
- 1 Orange
- ½ Grapefruit
- 2 Scheiben Ananas
- 1 TL Kokosöl
- 2 TL Kurkuma
- ½ TL schwarzer Pfeffer

1. Obst in eine Saftzentrifuge oder einen Mixer geben.
2. Kurkuma und gemahlenen schwarzen Pfeffer unterrühren. Der duftende Saft enthält viel Betakarotin sowie Flavonoide, die für Haut, Knochen und Nägel wichtig sind. Am besten täglich trinken.

Hautreinigendes Elixier für jede Jahreszeit

- 1 Zitrone
- 2 Tomaten
- helle Weintrauben

Pürieren oder entsaften Sie die Zitrone, die Tomaten und die Weintrauben. Trinken Sie diese Zubereitung als 15-tägige Kur zum Wechsel der Jahreszeiten.

Von Kopf bis Fuß

Auch im Badezimmer ist die Zitrone eine wertvolle Verbündete. Seit Jahrhunderten wird sie für Hygiene und Schönheit eingesetzt und die moderne Forschung belegt ihre Wirkung. Studien an gesunden Freiwilligen haben gezeigt, dass sie das antioxidative Potenzial der Haut und die Wirksamkeit von Antioxidantien gegen die Hautalterung deutlich erhöht.[154]

Bevor Sie in die Wanne steigen oder unter die Dusche springen, sollten Sie aber abgestorbene Epithelzellen entfernen, die das Hautbild verschlechtern.

Peelingrezepte gegen abgestorbene Hautzellen

- 1 EL frisch gepresster Zitronensaft
- 1 EL Kokosöl
- 4 EL Zucker

1. Mischen Sie Zitronensaft, Kokosöl und Zucker.
2. Tragen Sie die Mischung mit kreisenden Bewegungen von den Fußsohlen bis zum Nacken auf die Haut auf.
3. Die Haut massieren und das Peeling abspülen. Dann können Sie sich in die Wanne sinken lassen.

- 1 Becher Naturjoghurt
- 1 EL Mandelmehl
- eine großzügige Prise feines Meersalz
- frisch gepresster Saft einer Zitrone
- 1 EL Haselnussöl
- 4 Tropfen ätherisches Zitronenöl
- 1 EL Bier

1. Alle Zutaten mischen und gut umrühren, dann das Bier zufügen.
2. Diese Mischung auf die feuchte Haut auftragen und mit kreisenden Bewegungen einmassieren.
3. 15 Minuten einwirken lassen, danach unter der Dusche abspülen.

- 1 Tasse feines Salz (Meersalz oder Himalayasalz)
- 4 EL Öl
- Saft einer Limette
- 2 EL Tequila

1. Alle Zutaten gut mischen.
2. Mit kreisförmigen Bewegungen auf der Haut verteilen, massieren und abspülen: Abgestorbene Hautschüppchen verschwinden im Handumdrehen.

Den Körper zum Strahlen bringen

Dieses Geheimrezept von Hafida stellt die Strahlkraft Ihrer Haut wieder her und bekämpft Schäden durch oxidativen Stress!

Körperpaste

- 200 ml Zitronensaft
- 2 EL Arganöl
- 4 EL neutrales Hennapulver

Alle Zutaten sorgfältig zu einer gleichmäßigen Masse mischen. Schließen Sie sich im Bad ein und öffnen Sie die Tür unter keinen Umständen. Bestreichen Sie sich dann vom Gesicht bis zu den Füßen mit dieser Paste und lassen Sie sie eine halbe Stunde einwirken, bevor Sie alles gut abspülen.

Dunkle Knie und Ellenbogen aufhellen

Es ist keine Tragödie, wenn Ihre Haut an Knien und Ellenbogen dunkler ist als an den übrigen Armen und Beinen. Zitrone hellt sie sanft auf und löst dabei schonend abgestorbene Hautschüppchen. Außerdem regt sie die Regeneration der Hautzellen an.

Pressen Sie eine Zitrone aus und massieren Sie Ellenbogen und Knie einige Minuten lang mit dem Saft. 20 Minuten einwirken lassen, dann mit warmem Wasser abspülen. Die Haut abtrocknen und einen Tupfer Kokosöl oder Feuchtigkeitscreme auftragen.

Sie können den Zitronensaft auch mit 1 Esslöffel Honig verrühren. Gründlich abspülen und die Haut in den nächsten 3 Stunden nicht der Sonne aussetzen.

Für zarte Ellenbogen und Knie

- 2 EL Natron
- 1 EL Zitronensaft
- weiterer Zitronensaft
- Kokosöl

1. Natron und Zitronensaft zu einer weichen Paste verrühren. Wenn sie zu flüssig ist, etwas mehr Natron hinzufügen.

2. Die betroffenen Stellen großzügig mit diesem Peeling abrubbeln.
3. Anschließend mit einer Mischung aus gleichen Teilen Zitronensaft und Wasser abspülen und etwas Kokosöl in die Haut einmassieren. Sie wird himmlisch weich!

Mit rauen Ellenbogen, Knien und Fersen muss man sich nicht abfinden. Verrühren Sie Zitronensaft und Kokosöl zu gleichen Teilen in einem hübschen Gefäß und pflegen Sie raue Haut morgens und abends mit der Mischung.

Selbstbräuner-Pannen beheben

In dem Roman *Un mariage trop parfait* [155] ist eine junge Frau außer sich vor Entsetzen, weil sie sich am Abend vor ihrer Hochzeit zu großzügig mit Selbstbräuner eingecremt hat. Aber die Hochzeitsplanerin weiß Rat: »¼ Tasse Zitronensaft, ½ Tasse Salz, ein Luffaschwamm, und dann rubbeln, rubbeln, rubbeln.« Danach nur noch abspülen und eine Feuchtigkeitslotion auftragen.

Cellulite lindern

Unschöne Dellen an den Oberschenkeln lassen sich sowohl von innen als auch von außen behandeln. Eine äußere Schönheitsbehandlung kurbelt den Kreislauf an, entwässert und bekämpft somit Cellulite. Ablagerungen, die zur Dellenbildung beitragen, können aber auch von innen beseitigt werden.

Elixier gegen Cellulite

Der Dermatologe Dr. Nicolas Perricone[156] empfiehlt, den Saft einer halben Zitrone und eine gute Prise Cayennepfeffer mit einem großen Glas Wasser zu mischen. Trinken Sie diesen anregenden Cocktail dreimal am Tag. Die Auswirkungen auf die Cellulite sind nach einem Monat sichtbar. Als Bonus werden Sie in Topform sein.

Anti-Cellulite-Wickel mit Zitrone und Honig

- 1 Zitrone, dünn geschält und Saft ausgepresst
- 5 EL Honig
- 2 EL Meersalz (am besten Totes-Meer-Salz)
- kleine Baumwoll- oder Musselintücher

1. Saft und Schale in eine Schüssel geben, 5 Esslöffel Honig und 2 Esslöffel Meersalz (am besten Totes-Meer-Salz) hinzugeben.
2. Tragen Sie diese Mischung auf die betroffenen Hautpartien auf und decken Sie sie zuerst mit kleinen Tüchern (Musselin oder Baumwolle), dann mit Frischhaltefolie ab. 15 Minuten einwirken lassen. Währenddessen könnten Sie einen Detoxdrink genießen.
3. Anschließend gehen Sie unter die Dusche.

Anti-Cellulite-Wickel mit Tonerde und ätherischem Zitronenöl

- 2 Tassen grüne Tonerde
- 10 Tropfen ätherisches Zitronenöl
- 1 EL Pflanzenöl
- 1 Tasse Apfelessig

1. 6 Tassen Wasser erwärmen und grüne Tonerde, ätherisches Zitronenöl, Pflanzenöl sowie Apfelessig dazugeben. Alles mit einem Kochlöffel gründlich verrühren.
2. Mischung auf die betroffenen Partien streichen und diese anschließend in Frischhaltefolie wickeln.
3. 20 Minuten einwirken lassen, dann abduschen.
4. Anschließend eine Anti-Cellulite-Creme oder ein Anti-Cellulite-Öl auftragen. Sie können auch Kokosöl verwenden, das laut einer Umfrage der *Huffington Post*[157] besonders wirksam gegen Cellulite ist. Creme oder Öl mit einer weichen Bürste oder einem Massagehandschuh einmassieren.

Anti-Cellulite-Peeling

- 2 cm frischer Ingwer, geschält
- ½ Zitrone
- ½ Tasse Nigari

1. Ingwer zusammen mit der halben Zitrone entsaften.
2. Nun eine halbe Tasse Nigari mit dem Ingwer-Zitronen-Saft verrühren.
3. Die Mischung mit einer weichen Bürste oder einem Massagehandschuh mit kreisenden Bewegungen in die betroffenen Partien einmassieren.
4. Lassen Sie die Mischung 5 Minuten einwirken, bevor Sie in Ihr Anti-Cellulite-Bad eintauchen.

Anti-Cellulite-Badeöl

- 10 Tropfen ätherisches Zitronenöl
- je 5 Tropfen ätherisches Zedern- und Wacholderöl
- 1 Tasse Apfelessig
- 2 EL Pflanzenöl nach Wahl

1. Ätherisches Zitronenöl und ätherisches Zedern- und Wacholderöl in der Tasse Apfelessig auflösen.
2. Pflanzenöl zufügen.
3. Das Badewasser einlaufen lassen, dabei die Tasse unter den Heißwasserhahn stellen. Dann können Sie sich herrliche 20 Minuten lang in der Wanne entspannen. Nach dem Bad die betroffenen Partien mit einer Lotion oder einem Öl gegen Cellulite massieren.

Anti-Cellulite-Lotion

- 2 Zitronen
- 5 cm frischer Ingwer, geschält und gerieben
- ¼ Tasse Natron
- ¼ Tasse Senfmehl

1. 2 Zitronen auspressen und den Saft auffangen. Die Schale in kleine Stücke schneiden.
2. Mit dem Ingwer in ein Mulltuch geben und gut verknoten.
3. Den Zitronensaft mit ¼ Tasse Natron und ¼ Tasse Senfmehl verrühren.
4. Alles ins heiße Badewasser geben. Während Sie sich darin eine halbe Stunde entspannen, genießen Sie einen Ingwertee mit Zitrone, der die Wirkung Ihrer Behandlungen noch verstärkt.

Schon die Ägypter wussten die Vorzüge des Honigs zu schätzen und verwendeten ihn für Massagen zur Verschönerung des Hautbilds. Honig entfernt abgestorbene Zellen, nährt die Haut, macht sie weicher, straffer und strahlender. Zudem fördert er die Ausscheidung von Giftstoffen, entspannt die Muskeln, regt den Kreislauf an, entwässert und kann als Peeling verwendet werden. Kurzum, er ist bei innerlicher und äußerlicher Anwendung ein Schönmacher. Das wusste schon Nofretete.

Diese sehr belebende Massage wird mit »pumpenden und saugenden« Bewegungen ausgeführt. Die Hand wird auf die Haut gelegt und gezogen, um die Giftstoffe an die Oberfläche zu bringen: Das ist der Pumpeffekt. Dann wird die Hand, die durch den Honig am Körper klebt, von der Haut gehoben: Das ist der Saugeffekt zur Ausscheidung der Gifte. Eine Demonstration finden Sie unter www.massage-zen-therapie.com/video-massage-au-miel.html.

Am häufigsten wird Kastanienhonig verwendet, der die Durchblutung anregt. Ähnliche Eigenschaften haben Raps- oder Lindenhonig, während sich Thymian- oder Garrigue-Honig hervorragend zur Stärkung der Muskeln eignen. Selbstverständlich können Sie auch verschiedene Sorten mischen.

Ägyptische Anti-Cellulite-Massage

- 2 EL Honig
- 10 Tropfen ätherisches Zitronenöl

Den Honig in einem Topf erhitzen, bis er gerade flüssig wird. Ätherisches Zitronenöl hinzufügen und gründlich mischen. 2 TL der Mischung auf die erste zu behandelnde Partie auftragen. Die Hand auf die Haut drücken – aber nicht zu fest – und wieder anheben. Je stärker die Hand an der Haut klebt, desto intensiver ist die Sogwirkung. Nach einigen Minuten können Sie den nächsten Bereich ebenso behandeln. Wiederholen Sie die Massage mehrmals pro Woche. Durch die stark belebende Wirkung kann eine leichte Hautrötung auftreten.

Isländische Anti-Cellulite-Duschmassage

- 1 Tasse Wasser
- Saft von ½ bis 1 Zitrone
- 1 Handvoll getrocknete Rosenblütenblätter

1. Die Zutaten vermischen und in einen kleinen Plastikbehälter füllen, den Sie ins Gefriergerät stellen.
2. Vor dem Duschen nehmen Sie den großen Eiswürfel aus dem Gefrierfach. Zuerst heiß duschen, dann den Eiswürfel in einen Waschhandschuh stecken und die kritischen Stellen damit massieren. Wiederholen Sie dies drei Monate lang dreimal pro Woche und danach einmal pro Woche, um Ihre Behandlungserfolge langfristig zu sichern.

Im Kampf gegen die Cellulite können Sie gern isländische und ägyptische Massagetechniken abwechseln.

Ein wohltuendes Wannenbad

Wenn Sie keine Seife im Haus haben, können Sie einfach zwei Zitronen auspressen, den Saft in eine Schüssel oder Sprühflasche füllen und sich mit Zitronensaft waschen.

Ein Wannenbad wird mit einem Schuss Zitronensaft herrlich entspannend, regenerierend, belebend und entgiftend. Es schenkt Wohlbefinden und versetzt Sie in positive Stimmung.

ACHTUNG

Waschen Sie die Zitronen sorgfältig, bevor Sie sie verwenden.

Reinigender Badezusatz mit Apfelessig

- Zitronen oder Zitronenschalen oder Zitronenscheiben oder Zedratzitronen oder Combava oder Zitronenextrakt oder Zitronenblätter oder Combava-Blätter oder ätherisches Zitronen-, Limetten-, Combava- oder Zedratzitronenöl
- Apfelessig
- Pflanzenöl nach Wahl

1. 6 Zitronen auspressen und den Saft ins Badewasser geben.
2. Die Zitronenschalen in einen kleinen Stoffbeutel legen, gut zubinden und ebenfalls ins Badewasser geben.
3. Sie können auch Zitronen in Scheiben schneiden, getrocknete Zitronenschale verwenden oder 10 Tropfen ätherisches Öl von Zitrone, Limette, Combava oder Zedratzitrone mit etwas Apfelessig, Duschgel oder flüssiger Seife mischen. Fügen Sie 2 Esslöffel Pflanzenöl Ihrer Wahl hinzu, um die Haut weich zu machen.
4. Wenn Sie gar keine der hier genannten Zutaten im Haus haben, können Sie auch etwas Zitronenextrakt verwenden (Rezept auf Seite 44). Alternativ können Sie 5 oder 6 Combava-Blätter zerdrücken, in ein kleines Mulltuch wickeln und im Badewasser ziehen lassen.
5. Legen Sie sich 20 Minuten in die Wanne und trinken Sie dabei einen Zitronentee, ein Glas verdünnten Zitronensaft oder einen Mojito. Der Duft von Zitrone entspannt und hebt die Stimmung. Außerdem regt das ätherische Öl – aus der Schale oder in Tropfenform zugefügt – den Kreislauf an und verringert die Kälteempfindlichkeit im Winter. Und weil es auf der Wasseroberfläche einen dünnen Film bildet, bleibt das Badewasser länger warm.

Pflegender Badezusatz mit Milch und Honig

- Schalen und Saft von 6 Zitronen
- 100 g Honig
- ½ l Milch

1. Zitronenschalen vierteln, in ein Mulltuch wickeln und zusammen mit dem Saft in eine kleine Schüssel geben.
2. Mit kochendem Wasser bedecken und 3 Stunden lang ziehen lassen.
3. 100 g Honig unterrühren, bis er aufgelöst ist.
4. Geben Sie die Mischung in heiße Badewasser und fügen Sie einen halben Liter Milch hinzu. Dann können Sie in das herrliche Bad eintauchen, das Ihre Haut samtweich macht und alle Sorgen vergessen lässt.

Entspannender Badezusatz mit Rosmarin

- 1 Zitrone
- Meersalz oder Himalayasalz oder Nigari oder Bittersalz
- 6 Tropfen ätherisches Zitronenöl
- 6 Tropfen ätherisches Rosmarinöl
- 1 TL Apfelessig
- 2 EL Pflanzenöl nach Wahl

1. Zitrone in Viertel schneiden, in ein Mulltuch wickeln und ins heiße Badewasser geben.
2. Ätherisches Rosmarin- und Zitronenöl mit 1 Teelöffel Apfelessig und 2 EL Pflanzenöl verrühren (damit sich das Öl gut im Wasser verteilt) und mit einer Tasse Salz ebenfalls ins Wasser geben.
3. Während des Badens können Sie Ihre Haut mit der Zitrone abreiben. Sie werden entspannt und glücklich und mit traumhafter Haut aus der Wanne steigen.

Badesalz mit wohltuenden Zutaten ist ganz einfach zuzubereiten, und hübsch verpackt ist es auch als kleines Geschenk sehr willkommen.

Nehmen Sie morgens gleich nach dem Aufstehen (oder auch etwas später) ein belebendes Bad, das Sie den ganzen Tag in Schwung hält.

Anregende Badesalz-Mischungen

- 1 TL Zitronenextrakt
- je 10 Tropfen ätherisches Limetten-, Pfefferminz- und Rosmarinöl
- 1 Tasse rosa Himalayasalz oder Salz nach Wahl

Mischen Sie Zitronenextrakt und die ätherischen Öle mit einer Tasse rosa Himalayasalz oder einem Salz nach Wahl. Diese duftende Mischung kann auch als energetisierendes Peeling verwendet werden. Zitrone und Minze schenken einen klaren Kopf, regen Kreativität und Verdauung an und setzen Energie frei. Was will man mehr! Um ein Superheld zu werden, brauchen Sie kein lächerliches Outfit anzuziehen – es sei denn, Sie wollen fliegen.

- 1 EL Zitronenschale
- 1 Tasse Nigari oder Bittersalz
- 1 Tasse Milchpulver
- ¼ Tasse Natron
- 10 Tropfen ätherisches Lavendelöl

1. Vermischen Sie alle Zutaten in einer kleinen Schüssel. Füllen Sie das Badesalz in ein hübsches, luftdicht schließendes Gefäß. Kleben Sie ein dekoratives Etikett darauf,

das Sie mit der Zusammensetzung des Badesalzes, dem Datum der Herstellung und dem Namen der Schöpferin beschriften.

2. Lassen Sie warmes Badewasser einlaufen, geben Sie eine halbe Tasse des Badesalzes dazu und legen Sie sich genüsslich hinein.

Mojito-Badesalz

- 1 Limette (Saft und Schale)
- 10 frische Minzblätter
- 2 Tassen Guérande-Salz oder Himalayasalz
- 5 Tropfen ätherisches Pfefferminzöl

Alle Zutaten mischen. Für ein Wannenbad brauchen Sie eine halbe Tasse des Mojito-Salzes.

Rosmarin-Badesalz

- 2 Tassen Nigari oder Bittersalz
- ½ Tasse Natron
- 8 Tropfen ätherisches Zitronen-, Limetten- oder Zedratzitronenöl
- 3 EL Zitronenschale
- 3 EL frische Rosmarinblätter, gehackt

1. In einer Schüssel Bittersalz und Natron mischen.
2. Das ätherische Öl tropfenweise unterrühren.
3. Danach Zitronenschale und gehackten Rosmarin untermischen. In einem luftdicht schließenden Glas aufbewahren.

Körperlotion

Reibt man die Haut mit Zitronensaft ein, wird sie samtweich und bekommt ein gesundes Strahlen. Füllen Sie einfach eine schöne Sprühflasche mit destilliertem Wasser und Zitronensaft. Auf die Haut sprühen und an der Luft trocknen lassen.

Das ätherische Öl der Zitrone stärkt das geschwächte Gewebe, das auch durch Cellulite geschädigt ist.

ACHTUNG
Nach der Anwendung von Zitronensaft oder -öl direkte Sonnenbestrahlung meiden!

Lotionen für straffe Haut

- 3 ml ätherisches Zitronenöl
- 1 ml ätherisches Helichrysum-Öl (italienisch)
- 2 ml ätherisches Wacholderöl
- Kokosöl oder Jojobaöl

1. Mischen Sie die ätherischen Öle mit Kokosöl, das besonders wirksam gegen Cellulite ist. Wer Kokosöl nicht so gern mag, kann stattdessen Jojobaöl verwenden.
2. Morgens und abends die betroffenen Partien mit einigen Tropfen der Mischung massieren.

- 1 EL Kokos-, Argan- oder Jojobaöl (oder ein anderes Trägeröl Ihrer Wahl)
- 15 Tropfen ätherisches Zitronenöl

1. Über einem heißen Wasserbad das Kokos-, Argan- oder Jojobaöl leicht erwärmen.

2. Ätherisches Zitronenöl zufügen und gut umrühren.
3. Etwas der Ölmischung auf die betroffenen Hautpartien geben und mit einer weichen Bürste oder einem Massagehandschuh 2 Minuten massieren. Nach etwa einem Monat sollten Sie Verbesserungen sehen.

- 1 Tasse Kokosöl
- ¼ Tasse gemahlener Kaffee
- 3 EL Grüntee
- 40 Tropfen ätherisches Zitronenöl

1. Kokosöl über einem heißen Wasserbad schmelzen.
2. Gemahlenen Kaffee und grünen Tee zufügen und alles bei schwacher Hitze 15 Minuten über dem Wasserbad erhitzen.
3. Vom Herd nehmen und an einem warmen Ort mindestens 1 Stunde lang ziehen lassen.
4. Durch ein Mulltuch oder einen Kaffeefilter in ein luftdichtes Gefäß abseihen.
5. Ätherisches Zitronenöl dazugeben und gut mischen. Die betroffenen Stellen mit der Mischung massieren.

- je 15 Tropfen ätherisches Zitronen-, Zypressen- und Wacholderöl
- ½ Tasse Jojoba-, Argan- oder Sesamöl (nicht geröstet) oder Pflanzenöl nach Wahl

1. Ätherische Öle in eine undurchsichtige, luftdicht schließende Flasche geben.
2. Pflanzenöl dazugeben, die Flasche verschließen und vor jeder Anwendung gut schütteln.

Zypressenöl regt die Durchblutung an, hält die Venen elastisch, strafft und lindert Ödeme. Wacholderöl fördert Durchblutung und den Lymphfluss.

Um den Duft zu variieren, können Sie auch andere ätherische Öle verwenden, die wirksam gegen Cellulite sind, zum Beispiel 2 Milliliter Zitrone, vermischt mit 2 Milliliter Eukalyptus, 5 Milliliter Rosmarin-Cineol, 5 Milliliter Zitronengras und 5 Milliliter Rosmarin in 100 Milliliter Macadamia- oder Süßmandelöl.[158]

Improvisiertes Deodorant

Schon im alten Rom empfahl der berühmte Dichter Ovid[159] den Frauen, desodorierende Produkte zu verwenden und sich zu enthaaren, um gepflegt zu wirken.

Wenn Ihr Deodorant versagt oder leer ist, können Sie stattdessen pure Zitrone verwenden – es sei denn, Sie haben sich gerade die Achseln enthaart. Pressen Sie nach dem Waschen oder Duschen eine halbe Zitrone aus. Verteilen Sie 1 Teelöffel des Safts zwischen den Händen und reiben Sie dann mit jeder Hand die gegenüberliegende Achselhöhle mit dem Saft ein. Zitronensaft ist ein wirkungsvolles Deodorant. Er überdeckt keine schlechten Gerüche, sondern tötet Bakterien gnadenlos ab, und ohne Bakterien entsteht kein unangenehmer Geruch – immer vorausgesetzt, er wird auf sauberer Haut angewandt. Natürlich können Sie Zitronensaft auch für Ihre Füße verwenden.

Behutsame Enthaarung

In der Renaissance entfernten sich schöne Italienerinnen die Haare auf der Stirn mit einer Mischung aus Orpiment (natürliches Arsensulfid) und Branntkalk. Um zu verhindern, dass die Haare wieder nachwuchsen, bestrichen sie die enthaarten Stellen mit kuriosen, aber nutzlosen Produkten wie Fledermausblut, Eselsurin oder getrocknetem Katzenkot oder mit giftigen Substanzen wie Schierlingssaft, Ceruse, Quecksilber und Blei. Die orientalische Haarentfernung, auch *Sugaring* genannt, ist sehr beliebt. Sie ist natürlich, weniger schmerzhaft als das Wachsen, effektiver und hält dank der Zitrone, die die Haarwurzeln angreift, länger an.

Enthaarungsmischung

- 1 Tasse Zucker
- 1 EL Honig
- 150 ml frisch gepresster Zitronensaft
- Talkum oder Speisestärke

1. Zucker, Honig und Zitronensaft in einem mikrowellengeeigneten Gefäß mischen und in der Mikrowelle 2 Minuten erhitzen, bis sie eine dicke, honigartige Konsistenz hat.
2. Nun die behaarten Stellen mit etwas Talkum oder Speisestärke bestreuen und die Zuckermischung (nicht zu heiß!) mit einem Spatel in Wuchsrichtung der Haare auftragen.
3. Etwas aushärten lassen und mit einem kräftigen Ruck entgegen der Wuchsrichtung der Haare abziehen. Vorsicht, das kann schmerzhaft sein. Sie können die Masse auch mit Stoffstreifen abdecken und diese nach dem

Aushärten abziehen. Der Zitronensaft greift die Haarwurzel an und das Haar wächst langsamer nach.

Die Mischung kann in einem luftdicht schließenden Gefäß zwei Monate im Kühlschrank aufbewahrt werden. Zur Verwendung wird sie 1 Minute in der Mikrowelle erwärmt. Dann etwas abkühlen lassen, damit Sie sich nicht verbrennen.

Das Nachwachsen verzögern

- 5 EL Zitronensaft
- 3 TL feines Meersalz

1. Abends Zitronensaft mit feinem Meersalz mischen.
2. Frisch enthaarte Stellen mit etwas Alkohol oder einer Desinfektionslösung Ihrer Wahl einreiben, bevor Sie die Zitronen-Salz-Mischung auftragen.
3. Mischung trocknen und über Nacht einwirken lassen.
4. Am nächsten Tag die Kruste unter der Dusche gut abwaschen und großzügig Feuchtigkeitscreme auftragen.
5. Wiederholen Sie die Behandlung an den beiden folgenden Abenden und bei den nächsten Haarentfernungen. Nach sechs aufeinanderfolgenden Haarentfernungssitzungen werden Sie feststellen, dass die Wuchskraft der Haare nachlässt.

Verwöhnprogramm für die Hände

Reiner Zitronensaft ist ein hervorragender Handreiniger. Nach dem Schälen von Schwarzwurzeln und Roten Beten oder der Herstellung von Brombeer- oder Heidelbeermarmelade können Sie Zitrone verwenden, um Verfärbungen von Ihren Händen zu entfernen. Einfach die Hände mit einer halben Zitrone abreiben, mit kaltem Wasser abspülen und anschließend mit Kokosöl oder Handcreme eincremen. Zitrone neutralisiert auch Gerüche, wenn Sie beispielsweise Fisch verarbeitet haben.

Wenn Ihre Hände durch die Witterung oder andere Einflüsse trocken, gerötet oder rissig sind, erwärmen Sie kurzerhand etwas Olivenöl in der Mikrowelle oder im Wasserbad und massieren währenddessen die Hände mit Zitronensaft. Anschließend die Hände abspülen und eine Viertelstunde oder auch länger in dem Olivenöl baden. Danach nochmals massieren und überschüssiges Öl mit Papiertüchern abwischen. Diese Behandlung tut übrigens auch den Füßen gut.

Handpflegemaske

- frisch gepresster Saft einer halben Zitrone
- 1 TL Olivenöl
- 2 EL Honig
- 2 Tropfen Mandelextrakt

1. Nach der Gartenarbeit werden Ihre Hände durch eine Handmaske wieder schön weich. Verrühren Sie alle Zutaten, massieren Sie die Mischung in die Hände ein, ziehen Sie Plastikbeutel darüber und bitten Sie jemanden, Ihre Hände in ein warmes Handtuch zu wickeln.
2. Nach einer halben Stunde Einwirkzeit können Sie die Mischung abspülen. Sie werden von Ihren weichen Händen hingerissen sein.

Fingernägel stärken

Statt brüchige oder spröde Nägel zu verstecken, wollen wir sie lieber pflegen. Um strapazierte Nägel mit geringem Aufwand zu stärken, drücken Sie sie einfach 2 bis 3 Minuten lang in eine halbierte Zitrone. Wenn Sie die Nägel herausziehen, sehen sie besser aus und sind sauberer. Durch regelmäßige Wiederholung dieser Behandlung werden Ihre Nägel kräftiger.

Pflegekur für die Fingernägel

- 1 EL frisch gepresster Zitronensaft
- 1 EL Rizinusöl
- 1 EL Arganöl

1. Zur intensiven Pflege geschädigter Nägel Zitronensaft, Rizinusöl und Arganöl mischen und sanft erwärmen.
2. Die Mischung abkühlen lassen, bevor Sie die Nägel 10 Minuten in dieser heilenden Mixtur baden.
3. Wischen Sie danach das Öl gut ab und halten Sie sich nicht zurück, wenn Sie einen Begeisterungsschrei ausstoßen möchten. Sie können die Behandlung jederzeit bei Bedarf wiederholen.

Gegen verdickte, gelbliche Nägel

- frisch gepresster Saft einer halben Zitrone
- 2 EL Kokosöl
- 2 EL Olivenöl
- je 2 Tropfen ätherisches Zitronen- und Lavendelöl

1. Zitronensaft mit dem Oliven- und dem Kokosöl in einem Wasserbad nur leicht erwärmen.

2. Ätherisches Zitronen- und Lavendelöl zufügen und gut umrühren.
3. Die Schüssel vom Wasserbad nehmen und die Fingernägel 10 Minuten in die Mischung tauchen. Danach können Sie aufgehellte, glänzende Nägel bewundern. Durch das ätherische Lavendelöl werden die Nägel zusätzlich gekräftigt.

Pflege für die Füße

Tauchen Sie Ihre Füße 15 Minuten lang in eine Schüssel mit heißem Wasser und 2 Esslöffeln Salz. Anschließend massieren Sie sie mit Zitronensaft, den Sie 5 Minuten einwirken lassen, bevor Sie ihn mit kaltem Wasser abspülen. Trocknen Sie Ihre frisch gebadeten Füße sorgfältig ab und atmen dabei fünfmal hintereinander tief durch. Nach dieser Behandlung sehen Sie 10 Jahre jünger aus.

Pflegendes Fußbad

- 1 Zitrone (Saft und Schale)
- 1 Orange (Saft und Schale)
- etwas Meersalz
- Olivenöl (oder ein anderes Öl)

1. In eine Schüssel mit heißem Wasser den Zitrussaft sowie die ausgepressten Schalen der Früchte geben.
2. Die Füße 10 Minuten lang darin baden, um abgestorbene Haut aufzuweichen.
3. Hornhaut mit einem Bimsstein abreiben, bevor Sie die Füße mit einer Mischung aus Salz und Öl massieren.

4. Abspülen, abtrocknen und eine feuchtigkeitsspendende Creme auftragen.

Belebendes Fußbad

- 1 Zitrone
- 4 EL Senfkörner

1. Schneiden Sie die Zitrone in Scheiben und geben Sie sie in eine Schüssel mit heißem Wasser.
2. 4 EL Senfkörner dazugeben und alles gut vermischen. Anschließend die Füße in der belebenden Mischung baden. Die Füße können so lange im Wasser bleiben, bis es abgekühlt ist.

Beruhigendes Fußbad

- 1 Tasse frisch gepresste Zitrone
- 20 Tropfen ätherisches Pfefferminzöl
- 1 EL Wodka oder Weingeist

1. Eine Schüssel zur Hälfte mit heißem Wasser füllen und eine Tasse Zitronensaft dazugeben.
2. Dann ätherisches Pfefferminzöl mit Wodka oder Weingeist verdünnen und ebenfalls zugeben. Dieses Fußbad beruhigt müde Füße nach einem langen Fußmarsch.

Feuchtigkeitsspendende Fußmaske

- 3 EL frisch gepresster Zitronensaft
- 3 EL Glyzerin
- 1 TL Honig

1. In einem kleinen, luftdichten Gefäß Zitronensaft, Honig und Glyzerin mischen.

2. Die Mischung auf die strapazierten Füße auftragen, alte Socken anziehen und das Wundermittel 1 Stunde lang einwirken lassen, bevor Sie ins Bett gehen.

Dieses Erfolgstrio ist einer der großen Klassiker der Fußpflege. Es wirkt Wunder bei geschädigter, rissiger oder trockener Haut.

Im Ayurveda wird empfohlen, den Saft einer Limette mit ½ Teelöffel Schwarzkümmelöl zu mischen und morgens auf nüchternen Magen sowie abends vor dem Schlafengehen einzunehmen, um rissige Fersen zu verhindern. Die armen Fersen mit Öl massieren.

Aura reinigen

Wenn Sie in letzter Zeit Ihre Aura ein bisschen vernachlässigt haben sollten, streicheln Sie sie an einem Freitag in der Phase des zunehmenden Mondes und in völliger Nüchternheit, das heißt ohne Alkohol und Drogen, stattdessen aber mit einer Zitrone.

Aurapflege

- 1 Glas frisch gepresster Zitronensaft
- 1 Handvoll Salz
- 1 Handvoll Natron

1. Einen Topf zu drei Vierteln mit Wasser füllen und Zitronensaft, Salz und Natron hinzufügen.
2. Bei schwacher Hitze zum Kochen bringen, dann vom Herd nehmen und 9 Minuten ziehen lassen.

3. Lassen Sie ein Bad einlaufen, leeren Sie den Inhalt des Kochtopfes in das Badewasser und aalen Sie sich 15 Minuten lang im warmen Wasser. Danach sollten Sie sich nach Möglichkeit 15 Minuten lang dem Sonnenlicht aussetzen. Vergessen Sie nicht, Topf und Badewanne zu reinigen.

Das Gesicht

Caterina Sforza, eine emanzipierte Frau der italienischen Renaissance, die von Machiavelli bewundert wurde und vor allem für ihre politischen und militärischen Aktivitäten bekannt war, hinterließ ein Manuskript mit dem Titel *Experimenti*, das eine Sammlung alchemistischer, medizinischer und kosmetischer Geheimnisse enthält. In sorgfältiger Handschrift notierte sie unter anderem Rezepte für Gesundheit, Hygiene und Kosmetik, darunter das berühmte *Eau de Beauté* (Schönheitswasser): »Man schneide 20 frische Zitronen in feine Scheiben und lege sie acht Tage lang in Weißwein. Dann gebe man von 20 frischen Eiern das Eiweiß zu dem Wein und den Zitronen. Man nehme Semmelbrösel und zerkleinere sie fein mit zwei Unzen Muskatblüte und, nachdem man ein destilliertes Wasser in einem Destillierapparat hergestellt hat, füge man drei Körner Schaum hinzu und verwende es. Es ist exzellent.«[160]

Abu Marwan zufolge sollen Umschläge aus zerdrückten Zitronenkernen die Haut reinigen und aufhellen[161]. Zitronensäure ist eine Alpha-Hydroxysäure (AHA), die in dermatologischen Peelings verwendet wird. Auch ihren alabasterweißen Teint soll die Dame, die den Beinamen Tigerin von Forli trug, der Zitrone verdankt haben.

Reinigungsmilch fürs Gesicht

- 2 TL frisch gepresster Limettensaft
- 80 ml Milch
- 1 Prise Salz

1. Limettensaft mit Milch und Salz mischen.
2. Ein kleines Wattepad in diese Lotion tauchen und Make-up wie gewohnt entfernen. Ihre Haut wird sauber sein und die Poren werden sich schön schließen.

Gesichtsdampfbad

- Schalen von 4 Zitronen (vielleicht haben Sie ja noch welche von einem anderen Rezept übrig)

Legen Sie die Schalen in eine hitzeresistente Schüssel, übergießen Sie sie mit kochendem Wasser und lassen sie es 5 Minuten ziehen. Beugen Sie dann den Kopf über die Schüssel und hängen Sie ein Handtuch darüber, damit der Dampf schön einwirken kann. Er öffnet die Poren und macht gleichzeitig die Nase frei. Aber Vorsicht: Halten Sie den Kopf nicht zu dicht über das heiße Wasser!

Gesichtspeeling

- 1 EL frisch gepresster Zitronensaft
- 6 Aspirin
- 1 EL Natron

1. 6 Aspirintabletten zerdrücken und mit dem Zitronensaft verrühren.

2. Die Paste auf das Gewicht auftragen, dabei aber Augen und Lippen aussparen.
3. 10 Minuten einwirken lassen, dann mit warmem Wasser, dem 1 TL Natron zugesetzt wurde, abspülen.

Flüssiges Peeling

Für einen strahlenden Teint ist es wichtig, abgestorbene Hautschüppchen von der obersten Hautschicht zu entfernen und die Zellbildung und -erneuerung anzuregen.

Für ein relativ flüssiges Peeling mischen Sie den Saft einer Zitrone mit 2 Teelöffeln Zucker und 1 Esslöffel Wasser. Auf die Haut auftragen und sanft einmassieren, dann mit warmem Wasser abspülen. Für ein gründlicheres Peeling können Sie eine Paste aus 3 Esslöffeln Zucker und 1 Esslöffel Zitronensaft herstellen. Auf das Gesicht auftragen. Mit kleinen kreisenden Bewegungen einmassieren und nach 10 Minuten Einwirkzeit mit Wasser abspülen. Wiederholen Sie diese Behandlung regelmäßig zweimal pro Woche.

Gesichtsmaske für alle Hauttypen

Verrühren Sie in einer Tasse den Saft einer halben Zitrone mit 2 Esslöffeln Honig. Gesicht und Hals behutsam mit der Mischung massieren, dann 15 Minuten einwirken lassen und mit kühlem Wasser abspülen. Für eine weiche, strahlende Haut sollten Sie diese Maske zweimal wöchentlich anwenden.

Gesichtsmasken für normale Haut

- Saft einer frisch gepressten Limette
- 1 Glas Vollmilch
- 1 EL Glyzerin

1. Alle Zutaten in eine Schüssel geben, gut umrühren und die Mischung 1 Stunde stehen lassen.
2. Abends auf Gesicht, Hände und Füße auftragen und trocknen lassen. Am nächsten Morgen abspülen.

- ½ TL Zitronensaft
- 1 TL Salz
- 2 TL Naturjoghurt

1. Alle Zutaten sorgfältig miteinander verrühren.
2. Auf Gesicht und Hals verteilen, dabei die Augenpartie aussparen.
3. 20 Minuten einwirken lassen (am besten im Liegen), dann mit warmem Wasser abspülen.

Gesichtsmasken für fettige Haut

- 1 EL Limettensaft
- 2 EL Tomatensaft

1. Beide Zutaten mischen, auftragen und 15 Minuten einwirken lassen.
2. Mit kaltem Wasser abspülen. Das Hautbild wird sichtbar verfeinert.

Alternativ kann man auch den Saft einer Zitrone in ein Schälchen mit Eiswasser geben. Auf das Gesicht auftragen, 5 Minuten einmassieren, dann mit Wasser abspülen.

- 1 EL frisch gepresster Zitronen- oder Combavasaft
- 1 Tomate
- ½ Becher Naturjoghurt
- 1 TL Speisestärke

1. Tomate einige Sekunden in kochendes Wasser legen, dann die Haut abziehen. Die Tomate zerdrücken und in eine Schüssel geben.
2. Zitronen- oder Combavasaft, Naturjoghurt und Speisestärke zugeben und alles zu einer Paste verrühren. Falls sie zu fest ist, etwas destilliertes Wasser unterrühren.
3. Auf das gereinigte Gesicht auftragen, 10 Minuten einwirken lassen und abspülen.

Gesichtsmaske für reife Haut

- 1 EL frisch gepresster Zitronensaft
- 2 EL griechischer Joghurt
- 1 EL Honig

1. Zitronensaft mit dem Joghurt und Honig verrühren.
2. Großzügig auf Gesicht, Hals, Dekolleté und Hände auftragen. 20 Minuten einwirken lassen und mit warmem Wasser abspülen. Diese Maske können Sie so oft anwenden, wie Sie möchten.

Tragen Sie abends vor dem Schlafengehen frisch gepressten Zitronensaft zur Reinigung auf Gesicht und Hals auf. Die Augenpartie dabei aussparen. 20 Minuten einwirken lassen und mit Wasser abspülen. Nach einigen Monaten wird die Haut verfeinert, geglättet und verjüngt. Die Zitrone enthält verjüngende Inhaltsstoffe und reguliert den pH-Wert der Haut.

Gesichtstonic für alle Hauttypen

- 3 EL frisch gepresster und gefilterter Zitronensaft
- 3 EL Rosenwasser
- 3 EL Glyzerin

1. Alle Zutaten in einer sauberen, sterilen Flasche mischen. Schließen und kräftig schütteln.
2. Vor dem Schlafengehen 4 Tropfen des Tonikums auf das Gesicht auftragen. Es eignet sich auch für Hände, Füße und rissige Lippen. Bewahren Sie die Flasche im Kühlschrank auf. Dieses wunderbare Tonikum macht die Haut weich, lässt sie strahlen und reduziert Narben.

Gesichtstonic für fettige, großporige Haut

- jeweils gleiche Mengen Zitronensaft, Rosenwasser und Minzsaft

Alle Zutaten mischen. Das Tonikum kann 3 bis 4 Tage im Kühlschrank aufbewahrt werden. Morgens und abends mit einem Wattepad auftragen, um Pickel und Mitesser abklingen zu lassen.

Gesichtstonic für reife Haut

- 1 EL Zitronensaft
- 2 EL destilliertes Wasser oder Mineralwasser

1. Beide Zutaten mischen.
2. Massieren Sie diese Mischung sanft in die Falten ein, insbesondere auf die um den Mund und die Augen betroffenen Partien.

Gegen Pigment- und Altersflecke

Poppaea hellte ihre Sommersprossen mit einer Mischung aus Bohnenmehl und Zitronensaft auf. Auf das Bohnenmehl verzichten wir. Massieren Sie frisch gepressten Zitronensaft morgens und abends sanft in die betroffenen Hautpartien ein. 15 Minuten einwirken lassen, dann gut abspülen. Nach etwa 2 Monaten sind Ergebnisse zu sehen.

Sie können den Zitronensaft auch mit etwas Zucker verrühren. Auf die betroffene Haut auftragen und wie oben fortfahren.

Wer empfindliche Haut hat, mischt Zitronensaft mit der gleichen Menge Rosenwasser oder Honig. Auftragen, 20 Minuten einwirken lassen und abspülen.

Linderung bei müden Augen

Mischen Sie 4 Esslöffel Limettensaft mit 4 Esslöffeln Eiswasser. Legen Sie sich entspannt hin und legen Sie Wattepads, die mit der Mischung getränkt sind, auf die geschlossenen Augenlider. 10 Minuten entspannt liegen bleiben, dann das Gesicht gründlich abspülen und abtrocknen.

Zahnpflege

Die Araber haben von den Persern gelernt, Zitronenzweige zum Zähneputzen zu verwenden. Das Öl, das sie aus den Schalen der Frucht gewannen, verwendeten sie für Seifen und Parfüm.[162]

Um die Zähne aufzuhellen, kann man sie kräftig mit der Albedo abreiben, der weißen Schicht unter der äußeren Zitrusschale. Sie enthält Limonen, das wie ein natürlicher Fleckentferner wirkt und auch für kommerzielle Zahncremes verwendet wird. Außerdem ist sie reich an Vitaminen und

Kalzium, die hervorragend für die Zähne sind. Man kann die Albedo auch kauen. Dafür Zitronen dünn schälen, die Albedo ablösen und in mundgerechte Stückchen schneiden.

Denkbar ist auch, einen Tropfen ätherisches Zitronenöl auf die Zahncreme zu geben, um die Zähne beim Putzen natürlich weißer zu machen.

Frischer Atem

»Der aus dem Munde es riecht, die hüte sich nüchtern zu sprechen und steh' immer ein Stück ab vom Gesichte des Manns. Wenn die Zähne dir schwarz, zu groß sind, oder nicht richtig stehen; so wirst du viel Schaden durch Lachen dir thun«, warnt Ovid.[163] Theophrastus empfiehlt einen Absud von Zedratzitronen und Kernen, um den Atem zu erfrischen.[164] Ibn Jumay, der Leibarzt von Sultan Saladin, war absolut überzeugt vom vielseitigen Heilwert der Zitrone und schrieb sogar eine Abhandlung über ihre Verwendung, in der er das Kauen der Schale zur Erfrischung des Atems empfiehlt. Im 14. Jahrhundert stellte man Pastillen mit den Namen *Habb yatyb an-nakaha* her, um schlechten Atem zu vertreiben. »Man nehme je 10 Drachmen grüne Zitronenschale, junge Triebe des Zitronenbaums, Basilikum, duftende Narde, Nelke, Muskatnuss, wilde Granatapfelblüten, Kardamom, Ingwer, Kubeben, duftende Erdmandel sowie 1 Drachme Moschus. Diese Zutaten werden zerkleinert und gesiebt, sodann mit Rosenwasser oder Apfelsaft befeuchtet und zu großen, flachen Pastillen geformt, die man in den Mund legt.[165] Zitrone ist auch eine Zutat der Sanoûn-Zahnpaste, die den Atem parfümiert.[166]

In der traditionellen chinesischen Medizin wird empfohlen, die Schale der Zedratzitrone zu kauen. Kurzum, Sie haben die Qual der Wahl.

Die Lippen

Die Schönen der Renaissance rieben ihre Lippen mit Zitronensaft ein, um sie weich zu machen und leicht zu tönen. Über die Hofdamen im Schloss von Versailles heißt es, dass sie immer eine süße Zitrone in der Hand hatten, in die sie von Zeit zu Zeit bissen, um ihren Lippen einen roten Ton zu verpassen.

Ein Lippenpeeling entfernt abgestorbene Hautschüppchen und macht die Haut weich. Einfach ein Stückchen Zitronenschale in Salz tauchen und die Lippen sanft damit abreiben.

Haarpflege

Im *Hohelied* vergleicht der Geliebte das Haar seiner Angebeteten mit einer Herde von Ziegen, die an den Hängen des Berges Gilead weidet. Wir würden wohl einen anderen Vergleich wählen. Und wir wären auch nicht entzückt, wenn jemand – wie der biblische Liebende – unsere Zähne als Herde frisch geschorener Schafe bezeichnen würde. Da unterhalten wir uns doch lieber über Haare und verwöhnen sie mit Zitrone.

Um Ihre Haare in einen Topzustand zu bringen, sollten sie sich ab und zu schon vor der Haarwäsche Zeit für ein

Extra-Pflegeprogramm nehmen. Zitrone ist ein guter Verbündeter, um überaktive Talgdrüsen zu beruhigen, ohne dabei die Kopfhaut zu reizen.

Den Saft einer Zitrone mit einem halben Liter gefiltertem Wasser mischen und vor der Haarwäsche über das Haar gießen. Gut einmassieren und 5 Minuten einwirken lassen.

Der Saft von Zitronen, Zedratzitronen und anderen Zitrusfrüchten regt zudem den Haarwuchs an.[167] Er stärkt die Haarwurzeln, sodass die Haare kräftiger werden. Zusammen mit Kokosöl sorgt das wertvolle Vitamin C der Zitrone für eine traumhafte Haarpracht.

Pflegekuren für sehr feines Haar

- frisch gepresster Saft einer Zitrone
- gleiche Menge Kokosöl

1. Zitronensaft mit dem Kokosöl mischen.
2. Die Mischung im Haar verteilen.
3. Die Haare zuerst in Frischhaltefolie, dann in ein Handtuch wickeln und die Pflegekur über Nacht einwirken lassen. Alternativ können Sie die Kur eine Stunde lang einwirken lassen, dann ausspülen und die Haare wie gewohnt waschen.

Diese Haarkur eignet sich auch hervorragend, um Spliss vorzubeugen. Wenn Sie an gespaltenen Haarspitzen leiden, führt zunächst kein Weg am Friseur vorbei, um sie schneiden zu lassen, denn dieser Zustand ist nicht rückgängig zu machen. Anschließend wenden Sie diese Kur an, um zu verhindern, dass der Spliss erneut auftritt.

- frisch gepresster Saft einer halben Zitrone
- 1 Eigelb
- 1 EL Kokosöl oder ein anderes Pflanzenöl nach Wahl
- 1 TL Honig

1. Zitronensaft mit dem Eigelb und Honig verrühren.
2. Die Mischung gleichmäßig in den angefeuchteten Haaren verteilen.
3. Die Haare zuerst in Frischhaltefolie, dann in ein angewärmtes Handtuch wickeln und die Mischung eine halbe Stunde einwirken lassen, während Sie einen Zitronentee schlürfen.
4. Ausspülen und die Haare waschen.

Für die Haarwäsche

Für schönes, gesundes Haar geben Sie 5 Tropfen ätherisches Zitronenöl in Ihre Flasche mit Shampoo oder Spülung. Es ist energetisierend, wirkt gegen freie Radikale und neutralisiert das Kalzium im Wasser.

Wenn Ihr Wasser sehr hart ist, geben Sie 2 Tropfen ätherisches Zedratzitronenöl in das Wasser, mit dem Sie die Haare spülen.

Wenn Sie normales Haar haben, geben Sie den Saft einer halben Zitrone ins letzte Spülwasser. Durch die Säure werden die Keratinschüppchen geglättet und die Haare glänzen schön. Für die Extraportion Glanz mischen Sie zum Saft einer Zitrone 1 Teelöffel Honig und 4 Tassen warmes Wasser und verwenden Sie dieses Geheimrezept als letzte Spülung.

Bei fettigem Haar hilft es, eine Zitrone auszupressen, den Saft durchzusieben, sodass er vom Fruchtfleisch befreit wird, und in eine Flasche Mineralwasser zu geben. Nutzen Sie dieses Wasser als letzte Spülung.

Stumpfe, matte Haare gewinnen wieder neuen Glanz, wenn Sie den Saft einer halben Zitrone mit einem großen Glas Kokoswasser mischen, dies in den gewaschenen Haaren verteilen, etwas einwirken lassen und anschließend ausspülen.

LÖSUNGEN FÜR DEN NOTFALL

Keine Zeit zum Haarewaschen? Verteilen Sie einige Tropfen Zitronensaft in den Händen und streichen Sie damit ein paarmal durch die Haare, um sie aufzufrischen.

Wenn Ihnen das Shampoo ausgegangen ist, pressen Sie 2 oder 3 Zitronen aus, füllen Sie den Saft in eine Sprühflasche und springen Sie unter die Dusche. Befeuchten Sie Ihr Haar und waschen Sie es mit dem Zitronensaft.

Haare färben

Zitronensaft eignet sich, um ungefärbtes Haar aufzuhellen. In blondem, rötlichem und braunem Haar entstehen so schöne Highlights und sehr dunkles Haar bekommt einen wunderbaren Glanz.

Aufheller für blondes Haar

- frisch ausgepresster Saft von 4 Zitronen (je nach Haarlänge auch mehr)
- 1 EL Pflegespülung

1. Den Zitronensaft mit der Pflegespülung verrühren, damit er die Haare nicht austrocknet.
2. Die Mischung in den ungewaschenen Haaren verteilen, dann eine Stunde in die Sonne gehen.
3. Danach die Haare wie gewohnt waschen. Damit die Wirkung sichtbar wird, sind mehrere Anwendungen nötig.

Diese Methode eignet sich nur für naturblonde Haare. Sie können die gesamten Haare behandeln, aber auch einzelne Strähnen.

Aufhellungsbeschleuniger

- 2 Beutel Kamillentee
- 1 Tasse kochendes destilliertes Wasser
- frisch gepresster Saft von 4 Zitronen
- 1 TL Zimt
- 1 TL Honig
- 1 EL Kokosöl

1. Kamillentee mit kochendem destillierten Wasser übergießen und 10 Minuten ziehen lassen, dann die Teebeutel herausnehmen.
2. Zitronensaft zum Kamillentee geben. Den Zimt, den Honig und das Kokosöl hinzufügen.
3. In eine Sprühflasche füllen, verschließen, kräftig schütteln und auf das trockene Haar sprühen, dann 1 Stunde in die Sonne legen.
4. Die Haare waschen und eine reichhaltige Pflegespülung verwenden, um Austrocknung vorzubeugen.

Tizianblond

»Wenn sie einen gewissen gesellschaftlichen Stand erreichten, wurden Rothaarige zu Rotbraunen. Mit ehrfurchtsvoll zitternder Stimme sprach man auch von Kupfer, Kastanie oder Tizianblond«, schrieb Mark Twain.[168] Rote Haare haben seit jeher einen schlechten Ruf. »In einem Edikt aus dem Jahr 1254 legte König Ludwig der Heilige fest, dass die Prostituierten ihre Haare karottenrot färben sollten, um leichter erkannt zu werden. Venezianischblond liegt zwischen Blond und Rot, also auf der Grenze zwischen der Tugendhaftigkeit der Jungfrau Maria und dem aufreizenden Wesen der Maria Magdalena. [...] Eine verführerische und zugleich ehrbare Farbe.«[169] Diese Haarfarbe, die von italienischen Renaissance-Malern wie Botticelli, Tizian, Veronese und später den Präraffaeliten unsterblich gemacht wurde, ist keine natürliche Farbe. Der Maler Cesare Vecellio, Cousin von Tizian und berühmter Modezeichner jener Zeit, verriet der Nachwelt das Geheimrezept der schönen Venezianerinnen, die die *arte biondeggiante* beherrschten, um diese magische Farbe zu erhalten.

»In Venedig zwingen sich die Frauen in den Stunden, in denen die Sonne am stärksten scheint, unter ihren Strahlen zu schmoren, und überziehen ihr Haar mit einem gewissen Elixier der Jugend... Sie tragen Strohkappen mit einem Schirm, der nur die Blässe ihres Gesichts schützt, aber ihr Haar nicht beschattet.«[170] Das Elixier, von dem Cesare Vecellio spricht, hieß *la bionda* und war eine Mischung aus Zitronensaft und Safran.

Safran ist teuer, aber ähnlich gute Ergebnisse bewirkt neutrales Henna, das erst nach einer mehrstündigen Einwirkzeit färbt. Rühren Sie das Pulver schon am Vortag mit warmem

Wasser und dem Saft einer Zitrone an. 12 Stunden stehen lassen, dann auf blondes oder weißes Haar auftragen, um ein Tizianblond zu erhalten. Bei hellbraunem Haar entstehen goldene Reflexe mit einem rötlichen Schimmer.

Paste für rote Haare

- frisch ausgepresster Saft von 1 Zitrone
- etwas rotes Hennapulver
- heißes Wasser

1. Für ein kräftigeres Rot mischen Sie den Saft der Zitrone mit dem gemahlenen Henna und heißem Wasser (Menge gemäß Packungsanweisung).
2. Die Paste vorsichtig auf die Haare auftragen und entsprechend der Packungsangabe einwirken lassen. Der rötlichbraune Farbstoff der Hennapflanze entfaltet seine Wirkung im Beisein von Säure besser.

ZITRONE UND DUNKLES HAAR

Zitrone verändert die Farbe von braunen oder schwarzen Haaren nicht, gibt ihnen aber einen wunderbaren Glanz. Spuren von dunklen Haarfärbemitteln auf der Haut lassen sich gut mit einem Wattebausch entfernen, der in frischen Zitronensaft getunkt wird. Anschließend gut abspülen und vorsichtig abtrocknen.

Probleme mit Haaren und Kopfhaut

Bei juckender Kopfhaut kann ein sanftes Peeling den lästigen Juckreiz auf geplagter Kopfhaut lindern. Zitronensaft entfernt abgestorbene Zellen sowie Rückstände von Haarspray, Haarmasken und anderen Produkten, die beim Waschen und Bürsten nicht immer entfernt werden, sondern sich auf der Kopfhaut ablagern können.

Eine schöne Zitrone oder Limette auspressen und den Saft in die Kopfhaut einmassieren. 5 Minuten einwirken lassen, dann ausspülen und die Haare wie gewohnt waschen.

Bei starkem Juckreiz mischen Sie den Saft einer Zitrone mit der gleichen Menge weißen Essigs. Massieren Sie Ihre Kopfhaut mit den Fingerspitzen etwa 10 Minuten lang sanft mit dieser Mischung. Ausspülen und shampoonieren – Ihre Kopfhaut wird sich anschließend wie neu anfühlen.

Krisseliges Haare (auch bei einer Dauerwelle) lässt sich mithilfe von Zitrone glätten. Verwenden Sie eine Mischung aus 1 Glas Zitronensaft und 1 Liter Wasser als letzte Spülung nach jeder Haarwäsche als Anti-Frizz-Behandlung.

Tahitianisches Rezept zum Glätten und Pflegen

- frisch gepresster Saft einer Limette
- 1 Tasse Kokosmilch

1. Am Abend vor der Behandlung eine Limette auspressen und den Saft in einer Schüssel mit einer Tasse Kokosmilch mischen. Über Nacht in den Kühlschrank stellen.
2. Am nächsten Tag die dickliche Creme auf Haare und Kopfhaut auftragen und gut einmassieren. Die Haare in Frischhaltefolie wickeln, damit nichts ausläuft, und danach mit einem warmen Handtuch umhüllen.
3. 1 Stunde einwirken lassen, dann ausspülen und wie gewohnt waschen. Führen Sie diese Behandlung regelmä-

ßig durch, um Ihr Haar allmählich zu glätten und es langfristig glatt zu halten.

Wer möchte, probiert die indische Variante: Die Kokosmilch durch Kokoscreme oder Kokosöl ersetzen.

Haarlack zum Bändigen von krausem Haar

- 1 Zitrone
- 1 EL Wodka

1. Zitrone schälen, in Stücke schneiden und mit 2 Tassen kaltem Wasser in einem Topf bei schwacher Hitze köcheln lassen, bis die Zitrone weich ist und das Wasser auf die Hälfte reduziert ist.
2. Abkühlen lassen, abseihen, 1 EL Wodka hinzufügen und in eine Sprühflasche füllen. Im Kühlschrank aufbewahren und vor Gebraucht gut schütteln.

Schuppen bekämpfen

Die Säure der Zitrone lässt die Schuppen allmählich verschwinden. Man kann ganz einfach in einer Sprühflasche den Saft von 1 Zitrone mit 1 Tasse gefiltertem Wasser mischen. Auf die Kopfhaut sprühen und 10 Minuten einwirken lassen, dann ausspülen und wie gewohnt shampoonieren. Bleiben Sie dran, bis die Schuppen verschwunden sind. Auch eine träge Leber kann Schuppen begünstigen. Trinken Sie regelmäßig Zitronensaft, um die Leber anzuregen. Oder massieren Sie Ihre Kopfhaut mit einer Mischung aus Zitronensaft und Haselnussöl – lauwarm und in gleichen Teilen – 20 Minuten lang mit kleinen kreisförmigen Bewegungen.

Den Saft von 1 Zitrone und die Schale von 1 Orange im Mixer zu einer Paste pürieren und auf die Kopfhaut auftragen. 20 Minuten einwirken lassen, dann ausspülen und shampoonieren.

Anti-Schuppen-Kur

- frisch gepresster Saft einer Zitrone
- Rizinus- und Kokosöl

1. Den Saft einer Zitrone mit der gleichen Menge Rizinusöl und der doppelten Menge Kokosöl bei schwacher Hitze erwärmen.
2. 2 bis 3 Minuten mit kleinen kreisenden Bewegungen in die Kopfhaut einmassieren.
3. Die einbalsamierten Haare mit Frischhaltefolie umwickeln und mit einem warmen Handtuch abdecken. 20 Minuten einwirken lassen, ausspülen und wie gewohnt shampoonieren.

Haarausfall stoppen

Im alten Ägypten galt Haarausfall als dramatisches Problem. Das erste bekannte Heilmittel gegen Kahlheit wurde von der Mutter des Pharaos Sethos verwendet und auf Papyrus aufgezeichnet. Es bestand aus einer Mischung aus Datteln, Hundepfoten und Eselshufen, die zerkleinert und in Öl gekocht wurden. Dem *Papyrus Ebers* zufolge litt auch Nofretete an Haarausfall, der ihrer Schönheit aber keinen Abbruch tat. Sie soll ihren perfekt geformten Schädel mit einer exotischen Mischung aus Löwen-, Nilpferd-, Krokodil-, Katzen-, Schlangen- und Ziegenfett behandelt haben.

Zur Behandlung von unfallbedingtem Haarausfall hatte der Rest der Ägypter die Wahl zwischen einer Massage mit zerkleinerten, in Öl erhitzten Igelstacheln oder/und einer Mischung aus Blei und Bierschaum. Auf der anderen Seite des Mittelmeers tröstete sich Sokrates, der nicht umsonst ein Philosoph war, über seinen starken Haarausfall hinweg, indem er erklärte, dass auf belebten Straßen kein Gras wachsen kann! Auch im Ayurveda gibt es Rezepte für Mixturen, die auf die Kopfhaut aufgetragen werden, wenn die Haare sich zu lichten beginnen.

Vor der Haarwäsche wird die Kopfhaut mit einer Mischung aus 1 Esslöffel Zitronensaft und 1 Esslöffel Schwarzkümmelöl massiert. Nach der Haarwäsche einige Tropfen Schwarzkümmelöl in die Kopfhaut einmassieren. Wiederholen Sie dies für 6 Wochen.

Wachstumsanregende Pasten fürs Haar

- frisch gepresster Saft einer Zitrone
- 1 EL Apfelessig
- ½ TL gemahlener Kreuzkümmel
- ½ TL gemahlener schwarzer Pfeffer

1. Zitronensaft mit Apfelessig, Kreuzkümmel und Pfeffer mischen.
2. Die betroffenen Stellen mit der Paste einreiben. Wiederholen sie dies jeden Abend, bis die ersten Anzeichen neuen Haarwuchses erkennbar werden.

- 1 TL Zitronenkerne
- 1 TL schwarzer Pfeffer
- 1 EL frisch gepresster Zitronensaft

1. Alle Zutaten in einem Mixer zu einer gleichmäßigen Masse pürieren.
2. Die Mischung auf die lichten Stellen auftragen. Machen Sie dies täglich, bis neues beziehungsweise mehr Haar nachwächst.

Erste Hilfe bei Kopfläusen

Meistens sind es die Kinder, die Kopfläuse mit nach Hause bringen. Die gute Nachricht: Den kleinen Krabbeltieren graust es vor Zitronen.

Regelmäßig Kopfhaut und Haare mit einer Mischung aus Zitronensaft und Kokosöl massieren, danach den Kopf in Frischhaltefolie wickeln, damit nichts heruntertropft. Über Nacht einwirken lassen. Am nächsten Tag die Haare durchkämmen und shampoonieren. Zur Vorbeugung ätherisches Lavendelöl hinter die Ohren tupfen.

Düfte

»Der Duft der Zitrone übertrifft alle anderen. Die gefragtesten Essenzen sind diejenigen aus der Zitronenschale, deren Duft wahrhaft köstlich ist«, schrieb Joseph-Marie Quérard in seinem Werk *Traité raisonné de la distillation.*[171]

Das erste *Eau de Cologne* hieß *Aqua Admirabilis* (was sich mit »Wunderwasser« übersetzen lässt), bevor es nach der Stadt umbenannt wurde, in der es zum Verkaufsschlager wurde. Es besteht hauptsächlich aus aromatischen Kräutern und Zitrusfrüchten und wurde zunächst als Allheilmittel verkauft, das von Zahnfleischbluten bis zu Magenschmerzen alle Beschwerden lindern sollte. Aqua Admirabilis war so erfolgreich, dass sein Schöpfer Gian Paolo Feminis – ein in Deutschland lebender Friseur italienischer Abstammung – seinen Neffen Giovanni Maria Farina um Unterstützung bei der Produktion bitten musste. Schon bald übertrumpfte der Neffe den Meister. Im Jahr 1708 perfektionierte der nur 23 Jahre alte Giovanni das Aqua Admirabilis und nannte es Eau de Cologne. In einem Brief schrieb er vom »Geruch eines Frühlingsmorgens in Italien, von Bergnarzissen und Zitrusblüten nach dem Regen«.[172] Dieses Eau de Cologne begeisterte die Menschen jener Zeit: von Ludwig XV. über Mozart bis hin zu Napoleon und Voltaire, nicht zu vergessen Goethe und den gesamten russischen Hof.[173]

Das Eau de Cologne des 18. Jahrhunderts war eine Mischung aus Zitrone, Bergamotte, Neroli und Rosmarin. Alle Inhaltsstoffe waren natürlichen Ursprungs, was 1920 in der Parfümerie die Norm war. Ein Parfüm besteht aus drei Noten: Die Kopfnote, die man sofort riecht, ist hier lebendig und frisch durch Zitrone, Limette und andere Zitrusfrüchte, Rosmarin oder Lorbeer. Sie verleiht Parfüms einen fröhlichen, spritzigen, leichten und heiteren Charakter, wie zum Beispiel *Aqua Allegoria Limon Verde*.

Die Herznote entwickelt sich im Laufe mehrerer Stunden und basiert oft auf blumigen Noten wie Rose, Maiglöckchen, Jasmin, Geißblatt, Veilchen, Magnolie und anderen. Die Basisnote hält am längsten an und bereichert die Komposition um Duftnoten wie Vetiver, Patschuli, Moschus, Sandelholz oder Vanillin.

Stellen Sie für ein eigenes Parfüm ätherische Öle zusammen, die Ihnen gefallen. Achten Sie darauf, dass keins der Öle zu duftintensiv ist, denn sonst würde es die anderen Öle überdecken.

Göttliches Parfüm

- 2 TL Jojoba- oder Traubenkernöl
- 6 Tropfen ätherische Öle für die Basisnote
- 15 Tropfen ätherische Öle für die Herznote
- 9 Tropfen ätherische Öle für die Kopfnote
- 6 TL Wodka

1. Jojoba- oder Traubenkernöl in eine Glasflasche geben, die mit kochendem Wasser sterilisiert wurde.
2. 6 Tropfen der Basisnote Ihrer Wahl, dann 15 Tropfen der Herznote und 9 Tropfen der Kopfnote hinzugeben.
3. Schließlich geben Sie noch 6 Teelöffel eines guten Wodkas zur Mischung. Nun die Flasche fest verschließen, gut schütteln und mindestens 48 Stunden stehen lassen.

Wenn Sie ein intensives Parfüm wünschen, lassen Sie es 6 Wochen reifen und überprüfen regelmäßig, wie der Duft sich entwickelt. Wenn Ihnen der Duft zusagt, geben Sie 2 Teelöffel Quellwasser oder demineralisiertes Wasser hinzu. Die Flasche verschließen und 1 Minute lang schütteln. Nun können Sie Ihr Parfüm in eine hübsche Flasche oder einen Zerstäuber füllen. Kleben Sie ein Etikett auf, das Sie in Schönschrift mit dem Namen der Duftkreation, dem Herstellungsdatum und Ihrem eigenen Namen beschriften.

5
Schöner wohnen mit Zitronen

Der natürliche Helfer

Lange bevor man den kulinarischen Wert der Zitrone kannte, wurde die Zedratzitrone schon als Haushaltsmittel verwendet. Zweifellos ist Zitronensaft ein ausgezeichnetes Reinigungsmittel, aber es ist schade, ihn nur zum Putzen zu verwenden.

Essig ist ebenso gut geeignet, kostet aber weniger. Für einen Liter weißen Essig muss man etwa 45 Cent ausgeben, für einen Liter reinen Zitronensaft 4 Euro oder mehr. Wenn Sie den Saft selbst auspressen, benötigen Sie etwa 50 Zitronen. Das rechnet sich nicht! Falls Ihnen der Essig einmal ausgeht, verwenden Sie lieber Essigessenz und bewahren die Zitronen für edlere Aufgaben auf.

Wer den Geruch von Essig nicht mag, kann ihn mit einem ganz einfachen Mittel überdecken: Zitronenschalen! Die Schalen duften nicht nur angenehm, sie sind auch äußerst wirksam zur Beseitigung von Flecken, Kalkablagerungen und anderen unerwünschten Spuren, die Ihre Wohnung verunstalten.

Zitronenessig

Das ist ein wahres Wundermittel. Dieser Zitronenessig wird Sie umhauen, Ihnen werden die Haare zu Berge stehen, Sie kommen aus dem Staunen nicht mehr heraus. Zitronenessig entfettet und desinfiziert und als Bonus duftet er herrlich nach Zitrone. Zugegeben, er hat auch einen sehr schwachen Essiggeruch, aber der verfliegt recht schnell, während der Zitronenduft bleibt. Die Zitrusschalen verleihen diesem Gebräu nicht nur einen frischen und angenehmen Duft, sie enthalten auch ätherische Öle, darunter Limonen, das in der Parfümerie, aber auch als Lösungsmittel zum Entfetten verwendet wird. Mit Zitronenessig kann man fast alles machen.

Aber nur fast, denn Zitronenessig sollte nicht auf Marmor, Granit oder anderen porösen Steinen angewendet werden. Abgesehen von diesen wenigen Ausnahmen eignet er sich für alles, auch für Fußböden.

ACHTUNG

Bevor Sie Zitronenessig zur Reinigung eines Fußbodens, einer Arbeitsplatte, eines Teppichs und dergleichen verwenden, lesen Sie die Anweisungen des Herstellers und/oder testen Sie ihn an einer unauffälligen Stelle. Oberflächen, die Essig vertragen, können auch mit Zitronenessig gesäubert werden. Weder reiner Essig noch Zitronenessig dürfen mit Bleiche gemischt werden, sonst können gesundheitsschädliche Dämpfe entstehen.

Zitronenessig

- weißer Essig
- ausgepresste Schalen von Zitronen und Limetten

1. Beide Zutaten in ein großes Schraubglas geben oder die Schalen in schmale Streifen schneiden, die Sie direkt in die Essigflasche stecken.
2. Mischung 1 bis 2 Wochen lang durchziehen lassen.

Wenn Sie den Zitronenessig in eine Sprühflasche füllen möchten, sollten Sie ihn durch ein feines Sieb gießen, damit das Fruchtfleisch die Düse nicht verstopft. Setzen Sie rechtzeitig ein neues Glas mit der Mischung an, damit Ihnen die Wunderwaffe für den Hausputz niemals ausgeht.

Zur Abwechslung können Sie einen Zweig Rosmarin oder Lavendel oder die Schalen anderer Zitrusfrüchte in das Glas mit den Zitronen geben.

Essig-Zitronen-Putzmilch

- 1 Tasse Zitronenessig
- 1 EL Speisestärke

1. Für ein etwas dickliches Produkt, das an glatten Flächen haftet, Zitronenessig in einem Glasbehälter oder einem mikrowellengeeigneten Gefäß mit Speisestärke mischen und 2 Minuten in der Mikrowelle erhitzen. Sie können die Zutaten auch in einen Kochtopf geben und bei schwacher Hitze unter Rühren erhitzen, bis die Mischung eindickt.
2. Abkühlen lassen und in eine Sprühflasche geben. Auf die verschmutzten Stellen auftragen, 10 Minuten oder länger einwirken lassen und mit klarem Wasser abspülen. Sie werden staunen!

Zitronen-Scheuermittel

Limette enthält mehr Säure als Zitrone und beseitigt Kalkablagerungen darum gründlicher. Zitronen, die nicht so gut aussehen oder schmecken, sollten Sie nicht wegwerfen, sondern zum Reinigen benutzen. Streuen Sie einfach etwas Natron auf hartnäckige Verschmutzungen und rubbeln Sie mit der halbierten Zitrone!

Allesreiniger

- 1 EL Natron
- 1 Tasse Zitronenessig
- frisch gepresster Saft einer Zitrone
- 10 Tropfen ätherisches Zitronenöl

1. 2 Tassen heißes Wasser in eine Schüssel aus Glas oder Porzellan geben (kein Metall!).
2. Natron hinzugeben und rühren, bis die Mischung nicht mehr sprudelt.
3. Dann unter ständigem Rühren 1 Tasse Zitronenessig, den Saft einer Zitrone und 10 Tropfen ätherisches Zitronenöl zufügen. Wenn die Mischung nicht mehr schäumt, kann sie in eine Sprühflasche umgefüllt werden. Die Flasche gut verschließen und vor jedem Gebrauch schütteln.
4. Auf die zu reinigenden Flächen aufsprühen und mit einem Mikrofasertuch abwischen.

ACHTUNG

Den selbst gemachten Allesreiniger nicht auf Marmor, Schiefer und anderen porösen Gesteinsarten anwenden.

Reinigen und Gerüche vertreiben

Zur Reinigung von Arbeitsflächen, sofern sie nicht aus Marmor, Granit oder Schiefer bestehen: Schnell und einfach wird die Arbeitsfläche mit der Schale einer gerade ausgepressten Zitrone abgerieben, auf Flecken etwas intensiver rubbeln. Klar nachwischen und staunen.

Den Zitronenessig auf die Arbeitsfläche sprühen und mit einem Schwamm nachwischen, fertig.

Schnelle Reinigung für Spülen, Wasserhähne und andere Stahloberflächen

Wenn Sie keine Limetten im Haus haben, können Sie gelbe Zitronen verwenden. Einfach die Spüle mit einer frisch ausgepressten Schale abreiben, nachspülen, und schon ist sie wieder blank.

Kalkablagerungen beseitigen

Die meisten Ablagerungen lassen sich mit etwas Zitronenscheuermittel beseitigen. In hartnäckigen Fällen hilft Plan B, siehe unten.

Sprühen Sie zunächst die verschmutzte Fläche mit Zitronenessig ein, lassen Sie sie einige Minuten einwirken, bevor Sie sie abspülen. Bei hartnäckigem Kalk greifen Sie zu Salz: 1 Tee- Zitronenessig mit 2 Esslöffeln Salz zu einer Paste verrühren, auf Wasserhähne und andere verkalkte Oberflächen auftragen und mit einem Mikrofasertuch kräftig abreiben.

Nachdem die Spüle glänzt, schneiden Sie eine schöne Zitronenscheibe ab und legen sie vorsichtig auf den Abfluss. So können keine unangenehmen Gerüche aus dem Abfluss aufsteigen und die Zitrone verleiht der Küche einen angenehmen Duft.

Elektrogeräte reinigen

Kühlschrank
Um unangenehme Gerüche im Kühlschrank und in der Gefriertruhe zu vermeiden, legen Sie einen mit Zitronensaft beträufelten Wattebausch oder einen kleinen Naturschwamm hinein, nachdem Sie den Kühlschrank aufgeräumt und abgelaufene Produkte aussortiert haben. Dann duftet es frisch!

Herd und Backofen
Hartnäckige Verkrustungen in Herd und Backofen können Sie mit Zitrone loswerden. Sprühen Sie die betroffenen Stellen mit etwas Zitronenessig ein, verteilen Sie alles mit einem Schwamm und wischen Sie mit einem Mikrofasertuch nach.

Mit dem Zitronenscheuermittel lassen sich gröbere Verschmutzungen von Herd oder Kochfeld beseitigen. Für Verkrustungen im Backofen oder auch für den Grill gibt es die folgende Rezeptur.

Für einen blitzeblanken Ofen

- Zitronenessig
- Natron

1. Wenn der leckere Braten Spuren im Ofen hinterlassen oder der Aprikosenkuchen beim Backen gespritzt hat, sprühen Sie Zitronenessig auf die Flecken. 5 Minuten einwirken lassen, dann großzügig mit Natron bestreuen.
2. Nochmals 10 Minuten einwirken lassen. Nun lassen sich die meisten Spuren ohne großen Widerstand abwischen.

Mikrowelle

Um Ihre Mikrowelle wieder zum Strahlen zu bringen, füllen Sie eine kleine mikrowellengeeignete Schüssel zur Hälfte mit Wasser und legen Sie ein paar Zitronenschalen hinein (vielleicht vom Frühstück übrig geblieben?). 3 Minuten in der Mikrowelle erhitzen, dann 10 Minuten warten. Danach können Sie die Tür öffnen, die Schüssel herausnehmen und den Innenraum mit einem Schwamm sauber wischen. Mit einem Mikrofasertuch nachwischen und zufrieden seufzen.

Spülmaschine

Geschirrspülmaschinen lassen sich ganz einfach von unschönen Gerüchen befreien und sorgen gleichzeitig für glasklare Tatsachen – hier wirken Schalen von Zitronen oder Limetten wahre Wunder. Verschnüren Sie ein paar Schalenstücke in einem kleinen Netz. Legen Sie das Päckchen in den oberen Geschirrkorb zwischen Tassen und Gläser, und starten Sie das Programm. Ihre Gläser werden funkeln! Legen Sie so ein Netz auch in die Maschine, wenn sie nur alle paar Tage läuft oder wenn Sie einige Tage verreisen.

Einmal im Monat sollte man den Geschirrspüler leer laufen zu lassen, dabei aber circa 1 Tasse Zitronenessig auf den Boden des Maschineninnenraums verteilen. So wird das Gerät gereinigt und desinfiziert.

Waschmaschine
Auch die Waschmaschine sollten Sie einmal monatlich leer im Kochwäsche-Programm laufen lassen – ohne Waschmittel, aber mit einer Tasse Zitronensaft oder Zitronenessig.

Wasserkocher
Von Kalk befallene Wasserkocher bekommen Sie so einfach wieder sauber: Füllen Sie das Gerät mit Wasser, fügen Sie 2 oder 3 Limetten- oder Zitronenschalen hinzu und schalten Sie das Gerät ein. Wenn es sich abschaltet, die Mischung 1 Stunde wirken lassen, damit sich der Kalk löst. Dann ausgießen und ausspülen.

Kaffeemaschine
Auch Ihre Kaffeemaschine sollten Sie regelmäßig reinigen, damit sie möglichst lange etwas von ihr haben. Den Tank einer herkömmlichen Kaffeemaschine mit Wasser füllen und 2 Esslöffel Zitronensaft zugeben. 1 Stunde warten, dann einschalten. Wenn das Wasser durchgelaufen ist, die Maschine nochmals mit klarem Wasser durchlaufen lassen. Filter und Tank ausspülen, um alle Zitronenreste zu entfernen.

Für saubere Kaffee- und Teebereiter

- einige Zitronenschalen
- 3 TL grobes Salz
- 1 bis 2 Tassen Eiswürfel

1. Alle Zutaten in den Kaffee- oder Teebereiter geben, den Deckel schließen und das Gefäß mit kreisenden Bewegungen 1 bis 2 Minuten schütteln.
2. Je nach Grad der Verschmutzung 1 Stunde oder über Nacht stehen lassen, dann gründlich ausspülen.

Geschirr und Besteck

Küchenreibe

Käse bleibt oft in der Reibe hängen und wird auch in der Spülmaschine nicht entfernt. Keine Panik, da hilft Zitrone. Eine Zitrone, die gern schon etwas unansehnlich sein darf, halbieren. Die Schnittfläche auf die Reibe setzen und kräftig rubbeln. Dann werden die harten Käsereste keinen Widerstand mehr leisten.

Schneidebrett

Das Schneidebrett mit der Schale einer frisch ausgepressten Zitrone abreiben, um Flecken und Gerüche, zum Beispiel von Zwiebel oder Knoblauch, zu entfernen. Die Säure aus der Zitrone dringt ins Holz ein und beseitigt unerwünschte Bakterien.

Tassen

Kaffee- und Teeflecken oder Lippenstiftränder lassen sich meist gut mit Zitronenschale abreiben. Bei hartnäckigen Flecken tauchen Sie die Schale zuerst in etwas Natron, dann verschwinden die Flecken im Handumdrehen.

Gläser

Wenn Sie edle Gläser von Hand abwaschen, legen Sie einige Stücke Zitronenschale ins Spülwasser, und die Gläser werden blitzen und funkeln. Auch ein Schuss Zitronenessig im Spülwasser bringt Gläser auf Hochglanz.

Messer aus Stahl

Unansehnliche Messer aus Stahl oder Edelstahl werden mit einer Mischung aus 1 Teil Zitronensaft und 5 Teilen Wasser wieder blank. Die Messer einige Sekunden in der Mischung einweichen, dann mit feiner Stahlwolle abreiben.

Tafelsilber
Beim Abwaschen des geerbten Tafelsilbers von Tante Honorine gehen Sie vor wie beim Abwaschen von Gläsern.

Wenn das Tafelsilber lange in der Schachtel gelegen hat und angelaufen ist, kann es mit einem Bad zum Glänzen gebracht werden. Wenn Ihr Besteck nach einem langen Aufenthalt in seiner schönen Schachtel einen grauen Teint hat, können Sie ihm mit einem guten Aufhellungsbad wieder einen jugendlichen Teint verleihen.

Pflegebad für Tafelsilber

- 1 EL Zitronensaft
- ½ Tasse Milchpulver

1. Beides mit 2 Tassen Wasser in eine Schüssel geben.
2. Das Besteck über Nacht hineinlegen, nach dem Bad mit einem trockenen Tuch abreiben. Für größere Gegenstände können Sie die Mengen verdoppeln oder verdreifachen.

Andere Gegenstände

Aluminium
Mattes Aluminium mit einem Schwamm abreiben, der mit Zitronensaft angefeuchtet ist – schon glänzt es wieder.

Bronze
Bronze polieren Sie am besten mit einem kleinen Lappen, der mit Zitronensaft angefeuchtet ist. Anschließend die

Bronzegegenstände mit heißem Wasser abspülen und mit einem sehr weichen Tuch abtrocknen.

Kupfer

Bringen Sie Kupfer ganz einfach miteiner kleinen Massage wieder zum Glänzen.

Kupfermassage

- ½ Limette
- feines Salz oder Natron

1. Halbieren Sie eine Limette (weil sie mehr Säure enthält als Zitrone) und tauchen Sie die Schnittfläche in Salz oder Natron. Damit reiben Sie das Kupfer mit kreisenden Bewegungen ab.
2. Anschließend abspülen und mit einem sehr weichen Tuch polieren. Wenn das Kupfer sehr alt ist, machen Sie einen kleinen Test an einer unauffälligen Stelle, um sicherzustellen, dass die Legierung die Behandlung verträgt.

Messing

Messinggegenstände können Sie mit einer Paste aus Salz und Zitronensaft polieren. Mischen Sie 1 Esslöffel Zitronensaft mit 3 Esslöffeln Salz. Die Gegenstände mit der Paste abreiben, klar nachspülen und mit einem weichen Tuch trocknen.

Silberschmuck

Damit Silberschmuck wieder schön glänzt, legen Sie ihn in Zitronensaft. Anschließend sorgfältig abspülen und mit einem Ledertuch abtrocknen.

Elfenbein
Verrühren Sie Limettensaft und Salz zu einer homogenen Paste und reiben Sie die Gegenstände mit einem Tuch oder einer Bürste ab. Anschließend mit reichlich Wasser nachspülen, abtrocknen und polieren.

Mülleimer

Um Mülleimer zu desinfizieren und Gerüche zu vertreiben, sind Zitronenschalen ein zuverlässiges Mittel. Einfach in den Eimer und unter den Müllbeutel legen und alle 3 bis 4 Tage austauschen. Legen Sie ruhig auch einige Schalenstücke in den Müllbeutel, damit keine unangenehmen Gerüche aufkommen.

Unerwünschte Insekten in Räumen und Schränken

Lakshmi ist die hinduistische Göttin des Glücks, der Freude und der Schönheit. Ihre Gegenspielerin ist Alakshmi, die Göttin der Armut und des Unglücks, die von Händlern besonders gefürchtet ist. Alakshmi mag saure und scharfe Speisen. Um sie von ihren Geschäften fernzuhalten, hängen Händler rechts und links der Ladentür sieben Chilischoten und eine Limette an Baumwollfäden auf. Mit diesem Talisman, Nimbu Totka genannt, wollen sie bewirken, dass die Göttin von den Snacks abgelenkt wird und vorbeigeht, ohne den Laden zu betreten. Die wissenschaftliche Erklärung für diesen Brauch ist, dass die Baumwolle die Säure der frischen Früchte absorbiert und der Geruch unerwünschte Insekten vertreibt.

Um Insekten in die Flucht zu treiben, spicken Sie zwei oder drei Zitronen mit Gewürznelken und legen sie in die Schränke.

Eine Studie hat gezeigt, dass das ätherische Öl der Combava (*Citrus hystrix*) äußerst wirksam gegen Kakerlaken ist. Der Befall wird um 86 Prozent reduziert und noch eine Woche nach der Behandlung ist eine Restwirkung vorhanden.[174]

Kakerlaken und Flöhe gelten als hartnäckig, und manche Menschen meinen, sie seien kaum zu vertreiben. Den Geruch von Limetten und Zitronen mögen die Schädlinge aber gar nicht. Auch Ameisen und Mücken scheuen die Zitrone. Um diese kleinen Plagegeister loszuwerden, sprühen Sie Zitronensaft auf Türschwellen und Fensterrahmen. Das signalisiert ihnen, dass sie nicht willkommen sind.

Mücken halten Abstand, wenn der Duft von ätherischem Zitronenöl durch die Luft weht. Siehe auch Insektenstiche, Seite 74.

Anti-Insekten-Mix

- 4 Zitronen (Saft und Schalen)
- 2 l kochendes Wasser

1. Zitronensaft und -schalen in einen Eimer geben und 2 Liter kochendes Wasser hinzufügen.
2. Lassen Sie die Mischung 10 Minuten ziehen und wischen Sie dann Schränke und Böden mit diesem Sud ab.
3. Besprühen Sie Türschwellen und Fensterrahmen zudem mit Zitronensaft. Sie können auch kleine Zitronenscha-

lenstücke um die Tür herum verstreuen oder in einen Blumentopf in der Nähe der Tür legen.

Badewanne, Duschwanne und Fliesen

Zitronensäure ist eine Geheimwaffe gegen Seifenreste und Kalk im Bad. Kalkablagerungen auf glatten Flächen lassen sich relativ leicht entfernen. Meist genügt es, sie mit etwas Zitronenessig abzureiben, um den Glanz wieder herzustellen. Verschmutzte Fugen zwischen den Fliesen lassen sich mit einer alten Zahnbürste säubern, die in Zitronenessig oder Zitronensaft getaucht wurde

Zuerst die Flächen mit Olivenölseife reinigen und gut abspülen, dann Kalk- und Seifenspuren mit Zitronenessig oder Zitronensaft einsprühen. Rubbeln, abspülen und lächeln.

Hartnäckige Seifenspuren lassen sich beseitigen, indem man Natron darauf streut. 1 bis 2 Minuten einwirken lassen, dann mit einem Stück Zitronenschale abreiben. Abspülen und am neuen Glanz von Badewanne oder Waschbecken erfreuen.

Hartnäckige Seifenreste

- Zitronenessig
- Natron
- grobes Meersalz
- ½ Zitrone

1. Sprühen Sie die Fläche mit Ihrem bewährten Zitronenessig ein.

2. Streuen Sie Natron und grobes Meersalz darauf und reiben Sie alles mit einer halbierten Zitrone ab. Dann hat die Seife keine Chance mehr.
3. Nach dem Abspülen können Sie den Glanz bewundern.

Rostflecken in der Badewanne

Um einen Rostfleck aus Ihrer schönen alten Badewanne zu entfernen, befeuchten Sie den Fleck mit Limettensaft und streuen feines Salz darauf. 30 Minuten einwirken lassen, dann mit einem Schwamm abreiben. Dieselbe Behandlung eignet sich auch für das Spülbecken oder andere Opfer des Rostmonsters.

Bade- und Duschwannen aus Glasfaserkunststoff

Feuchten Sie zuerst einen Schwamm mit Zitronenessig oder Zitronensaft an und wischen Sie die Oberfläche der Wanne damit ab. Streuen Sie anschließend Natron auf die Fläche und reiben Sie erneut kräftig mit dem feuchten Schwamm. Abspülen und das Werk bewundern. Und auch die Scheiben der Dusche werden mit Zitrone glasklar.

Glasreiniger

- Zitronenessig
- Olivenölseife oder Geschirrspülmittel

1. Wenn Sie Glasreiniger verwendet haben (was eigentlich unnötig ist), geben Sie in Ihre Essigsprühflasche einige Tropfen Olivenölseife oder Spülmittel, um den vom Reiniger hinterlassenen Film zu entfernen.

2. Sprühen Sie die Scheibe oder den Spiegel ein und wischen Sie trocken nach. Nach ein paar Reinigungsvorgängen reicht der Essig allein aus.

KLEINER TIPP

Diese Rezeptur ist auch für Brillengläser geeignet.

Duschkabine aus Glas

- Zitronenessig oder Zitronensaft
- Natron

1. Zuerst die Glaswände mit Zitronenessig oder Zitronensaft einsprühen. 15 Minuten einwirken lassen.
2. Etwas Natron auf eine Untertasse geben. Ein Stück Zitronenschale oder einen Schwamm ins Natron tauchen und mit kreisförmigen Bewegungen über die Glasscheiben reiben.
3. Zum Nachspülen zuerst mit Wasser verdünnten Zitronenessig verwenden, danach klares Wasser. Mit einem Mikrofasertuch trocken wischen. Wenn Sie früher einen Glasreiniger verwendet haben, gehen Sie wie bei der Reinigung von Spiegeln vor.

Verkalkter Duschkopf

Am besten lässt sich der Duschkopf entkalken, indem Sie ihn einige Stunden in einen Behälter mit Zitronenessig oder Zitronensaft eintauchen.

Wenn der Kopf an der Wand befestigt ist, nehmen Sie eine Plastiktüte ohne Löcher, die Sie bis zur Hälfte mit Zitronenessig oder Zitronensaft füllen. Den Beutel über den Duschkopf ziehen und mit einem Gummiband befestigen. Über Nacht einwirken lassen und am nächsten Tag sind keine Kalkspuren mehr zu sehen. Für den perfekten Glanz reiben Sie Wasserhähne mit einer in Salz getauchten Zitronenhälfte ab. Danach gut abspülen.

Duschvorhang und Gardinen

Reiben Sie den Duschvorhang mit einem in Zitronenessig oder Zitronensaft getränkten Schwamm ab. Schimmelspuren durch kräftiges Rubbeln entfernen.

Oder geben Sie 1 Tasse Zitronenessig oder Zitronensaft in die Trommel der Waschmaschine, um Flecken vom Duschvorhang zu entfernen und ihn zu desinfizieren. Dabei wird auch die statische Aufladung beseitigt, durch die der Vorhang Staub anzieht.

Saubere Vorhänge auch ohne Waschmaschine

- ½ l Zitronenessig
- 3 Kappen flüssige Olivenölseife

1. Die Badewanne zu einem Drittel mit warmem Wasser füllen. Den Zitronenessig und 3 Kappen flüssige Olivenölseife zugeben.
2. Den Vorhang 30 Minuten einweichen und gut ausspülen.

Duft aus dem Staubsaugerbeutel

Stecken Sie einige frische Zitronenschalen in den Staubsaugerbeutel, dann verbreitet sich beim Saugen ein frischer Duft, der gute Laune macht.

Sie können auch 2 gehäufte Esslöffel der Zitronenschalen-Natron-Mischung, die eigentlich zur Reinigung von Glas gedacht ist, zur Teppichreinigung in den Staubsaugerbeutel geben. Das Rezept »Duschkabine aus Glas«, das sich ebenso gut für den Staubsauger nutzen lässt, finden Sie auf Seite 185.

Pflege von Marmor

Um Rost oder andere hässliche Flecken von Ihrem schönen Marmor zu entfernen, streuen Sie etwas Natron auf den Fleck und reiben mit der Schale einer frisch gepressten Zitrone darüber. Auf hartnäckige Flecken etwas mehr Natron und ein paar Tropfen Zitronensaft geben und kräftig rubbeln, dann sofort mit klarem Wasser nachspülen, damit die Säure den Marmor nicht angreift. Mit einem weichen Tuch abtrocknen.

Ein sanftes Scheuermittel aus Salz und Zitronensaft kann verwendet werden, um schmutzigen Marmor wieder aufzufrischen. Aber Vorsicht: Sie müssen schnell arbeiten und sofort mit klarem Wasser nachspülen. Nachgetrocknet wird mit einem weichen Tuch.

Holzpflege

Sprühen Sie das Staubtuch vor dem Staubwischen mit etwas Zitronenessig ein, dann geht die Arbeit leichter von der Hand.

Vor dem Auftragen von Möbelwachs müssen Staub und Reste früherer Behandlungen gründlich entfernt werden. Mischen Sie 3 Esslöffel Essig mit 1 Tasse gefiltertem oder destilliertem Wasser in einem kleinen luftdichten Gefäß. Schließen, schütteln, auf ein schönes, weiches Tuch geben und gründlich das Holz abwischen. So beugen Sie Kalkflecken auf dem Holz vor.

Zum Polieren von Möbeln können Sie gewöhnliches Speiseöl mit Zitrone aromatisieren.

Möbelpolitur

- 2 EL Öl (mit oder ohne Zitrone)
- 3 EL Zitronenessig

1. Öl, Zitronenessig und 3 Gläser heißes Wasser in einem luftdichten Glasgefäß mischen.
2. Das Glas fest verschließen und vor jeder Anwendung kräftig schütteln.
3. Die Lotion mit einem weichen Tuch auf die Möbel auftragen.

Es ist ein Jammer, wenn Sie weder aromatisiertes Öl noch Zitronenessig haben, aber zum Glück gibt es eine Lösung. Füllen Sie einfach 4 Esslöffel Zitronensaft und 2 Esslöffel Olivenöl in eine Flasche oder ein fest schließendes Glas. Zuschrauben, schütteln und eine kleine Menge der Mischung auf ein weiches Tuch geben. Ihre Möbel werden entzückt sein, mit dieser Mischung abgerieben zu werden.

Holzmöbel und -böden auffrischen

- 4 EL Zitronensaft
- 2 EL Zitronenessig
- 2 EL Leinöl

1. Wenn Ihre Möbel intensive Pflege brauchen, mischen Sie den Zitronensaft mit dem Zitronenessig und Leinöl.
2. Gut schütteln und mit einem sehr weichen Tuch oder einem alten Wollpullover auftragen.

ACHTUNG
Diese Mischungen sind nicht haltbar. Sie müssen jedes Mal frisch hergestellt werden.

Parkett auf Hochglanz bringen

- ¼ Tasse Olivenöl
- ⅓ Tasse Zitronenessig
- nach Belieben 10 bis 20 Tropfen ätherisches Zitronenöl

1. Alle Zutaten mit 5 Tassen heißem Wasser mischen. Sorgfältig verschließen und gut schütteln.
2. Gleichmäßig auf den Parkettboden auftragen.

Kondenswasserflecken von Holz entfernen

Geben Sie gleiche Mengen Zitronenessig und Öl in ein dicht schließendes Gefäß. Zuschrauben und gut schütteln, dann ein weiches Tuch mit der Mischung befeuchten und in Richtung der Maserung über die hässlichen Flecken reiben. Mit einem noch weicheren Tuch nachpolieren.

Stühle mit Stroh- oder Rohrgeflecht

Saugen Sie zuerst das Geflecht gut ab. Verdünnen Sie den Saft einer Zitrone mit 1 Liter warmem Wasser, feuchten Sie einen Schwamm mit der Mischung an und wischen Sie die Stühle ab. Klar nachwischen und im Schatten trocknen lassen. Nicht in die Sonne stellen, sonst wird das Geflecht spröde. Läufer oder Matten aus Stroh können ebenso gereinigt werden.

Stark verschmutze Stühle absaugen und in der Verarbeitungsrichtung des Strohs abbürsten. Dann in einer kleinen Schüssel 1 Glas grobes Meersalz in 1 Glas Zitronensaft auflösen. Eine weiche Bürste in die Mischung tauchen und das ramponierte Stroh behutsam schrubben. Mit klarem Wasser und einer sauberen Bürste nacharbeiten, dann im Schatten trocknen.

Stroh aufhellen

Wenn Sie Objekte aus Stroh – Stuhlsitze, Matten oder einen Hut – aufhellen möchten, geben Sie Zitronensaft in eine Zerstäuberflasche. Das Objekt mit dem Saft einsprühen, eine Stunde einwirken lassen, dann gut abspülen und an der Luft trocknen lassen.

Teppiche reinigen und auffrischen

Die Schale von 1 oder 2 Zitronen oder Limetten sehr fein abreiben und in einer Schüssel mit 2 Tassen Natron mischen. 1 bis 2 Tage lang offen stehen lassen, bis die Feuchtigkeit in der Schale verdunstet ist. Dann in ein Schraubglas füllen, verschließen und kräftig schütteln. Auf verschmutzte Teppiche streuen, über Nacht oder über ein Wochenende einwirken lassen und absaugen.

Frischer Duft in allen Räumen

Während der Ming-Dynastie im 16. Jahrhundert schrieb Li Shizhen in seinem Compendium der *Materia Medica*[175], dass Buddhas Hand zwar nicht gut riecht, aber ihr Duft lange anhält. In China und Japan verwendet man noch heute die Zitrusfrucht mit dem bizarren Aussehen, um Wohnräume und Kleider zu beduften. Ihr unwiderstehlicher Duft erinnert an Veilchen und Osmanthus. Eine Frucht auf dem Wohnzimmertisch parfümiert den ganzen Raum für lange Zeit.[176]

Zitronen und Zedratzitronen verleihen Räumen einen zarten Duft. Getrocknete Zitronenschalen, ganz oder in Pulverform, wirken Wunder im Potpourri. Das Gleiche gilt für mit Nelken gespickte Zitronen, die zu Shakespeares Zeiten als Raumduft sehr beliebt waren. In *Verlorene Liebesmüh* erwähnt der große britische Dichter die berühmte Zitrone.

Herbstlicher Raumduft

- Zitronenschale
- Zimtstangen

- Gewürznelken
- Apfelschalen

1. Füllen Sie einen Topf zur Hälfte mit Wasser und geben Sie Zitronen- und Apfelschalen, Zimtstangen und Nelken dazu.
2. Bei schwacher Hitze zum Köcheln bringen.

Wenn Sie einen Kuchen backen, nutzen Sie die Gelegenheit, Schalen von Zitronen oder anderen Zitrusfrüchten mit in den Ofen zu legen. Die Schalen sehen danach hässlich aus, eignen sich aber ausgezeichnet zum Anzünden von Feuer und zum Beduften von Räumen.

Ein Zitronenbäumchen im Topf duftet herrlich und sieht bezaubernd aus, vor allem, wenn er Blüten oder Früchte trägt.

Mit Duft Motten vertreiben

Dass Zitronenschalen und mit Gewürznelken gespickte Zitronen Schränke beduften und Motten vertreiben, ist seit der Antike bekannt. »Athenäus zufolge galten Zitronen damals als sehr kostbar. Man legte sie zwischen Stoffe, um diese vor Motten zu schützen und ihnen gleichzeitig einen angenehmen Geruch zu verleihen. Daher rührt wahrscheinlich der Begriff *vestis citrosa*.«[177] Athenäus bezog sich auf Zedratzitronen, aber dasselbe gilt für die Zitrone.

Es ist wissenschaftlich erwiesen, dass die hochgeschätzten Zitrusfrüchte Motten und andere Insekten von unseren geliebten Wollpullovern fernhalten.[178]

Weißwäsche

Zur Vorbehandlung von weißer Wäsche ist Zitronensaft optimal, denn er wirkt ähnlich gut wie Bleiche und duftet viel angenehmer. Besonders wirksam ist der Saft von Limetten, Combava oder Zedratzitrone, weil er mehr Säure enthält; aber auch mit normalem Zitronensaft lassen sich Flecken entfernen. Halbstündiges Einweichen in Zitronensaft wirkt Wunder bei schmutzigen Socken. Nach dieser Vorbehandlung in der Waschmaschine waschen und sie sind wieder strahlend weiß.

Um die Kraft Ihres normalen Waschmittels zu verstärken, geben Sie 1 Tasse Zitronenessig oder Zitronensaft in die Trommel der Waschmaschine. Die bleichende Wirkung von Essig oder Zitronensaft entfernt alle Arten von Flecken und lässt Ihr Weiß blendend aussehen. Außerdem duftet Ihre Wäsche herrlich nach Zitrone.

Sie können auch Zitronenschalen in einem kleinen, fest verschlossenen Netz zusammen mit Ihrer Kleidung in die Trommel legen. Und noch einen Tipp: Verwenden Sie statt Weichspüler ein halbes Glas Zitronenessig!

Um vergilbte oder fleckige Wäsche wieder zum Strahlen zu bringen, können Sie ihr ein reinigendes Zitronenbad verabreichen. Textilien werden eine halbe Stunde lang in dieses Behandlungsbad getaucht, bevor sie in die Waschmaschine wandern.

Vorbehandlung für strahlend weiße Wäsche

- 1 l Zitronenessig
- 1 l Limetten- oder Zitronensaft

1. Zitronenessig und -saft in heißes Wasser geben.
2. Die Weißwäsche kräftig einweichen, sodass sie vollständig im Wasser liegt. Nach circa 30 Minuten kann die Wäsche wie gewohnt in der Waschmaschine weiterbehandelt werden.

Stark vergilbte oder vergraute Textilien werden in einem Bad aus 1 Liter Zitronenessig und derselben Menge Limettensaft (ersatzweise Zitronensaft) wieder blütenweiß. Geben Sie 4 Liter heißes Wasser hinzu und legen Sie die unansehnlichen Socken und T-Shirts eine Viertelstunde lang in dieses Bleichbad, bevor Sie sie wie üblich in der Waschmaschine waschen.

Hartnäckige Flecken beseitigen

Der stark säurehaltige Saft von Combava oder Zedratzitrone ist ein hervorragender Fleckenentferner, vor allem in Verbindung mit Waschmittel kann er es durchaus mit Bleiche aufnehmen.

Kaugummi

Limetten-, Zitronen- oder Combavasaft ist stark säurehaltig und entfernt festklebendes Kaugummi rückstandslos vom T-Shirt, vom Teppich und sogar aus den Haaren. Einfach den Kaugummi mit dem Saft beträufeln und eine Weile einwirken lassen, dann lässt er sich leicht abziehen. Anschließend gut spülen und ab in die Waschmaschine. Das gilt natürlich nur für das T-Shirt, nicht für die Haare.

Marmeladeflecken

Sie haben sich Ihr makelloses T-Shirt mit Johannisbeergelee bekleckert? Zum Glück haben Sie ja immer Zitronen im Haus! Rasch den Fleck mit kohlensäurehaltigem Wasser übergießen und dann pfeilschnell Ihre Geheimwaffe zücken: Eine gute Portion Zitronensaft, kräftig reiben und ab in die Waschmaschine, schon sind alle Spuren von Konfitüre verschwunden.

Tintenflecken

Sollte mal Tinte auf Ihrem Hemd statt auf dem Papier landen, kann das folgende Rezept Abhilfe schaffen.

Natürlicher Tintenkiller

- Milch
- Zitronensaft
- Speisestärke

1. Weichen Sie das Kleidungsstück zunächst 1 Stunde lang in Milch ein.
2. Vermischen Sie dann den Zitronensaft und die Speisestärke zu einer Paste und bestreichen Sie den Fleck damit.
3. Anschließend lassen Sie es trocknen und stecken es in die Waschmaschine.

Obstflecken

Obstflecken lassen sich von synthetischen Stoffen oder Leder mit einigen Tropfen Zitronensaft entfernen. Den Fleck betupfen, dann mit lauwarmem Wasser spülen. Trocknen lassen und bei Bedarf die Behandlung wiederholen.

Flecken von roten Früchten

Den fleckigen Teil in eine Schüssel geben, eine Zitrone auspressen und den Saft auf den Fleck geben. Dann kochendes Wasser auf den Fleck gießen. Nun gilt es, gespannt die Luft anzuhalten. Der Fleck verschwindet!

Grasflecken

Hartnäckige Grasflecken lassen sich mit einer kleinen Mischung aus Limettensaft und Salz ohne große Probleme entfernen. Man muss nur ein bisschen reiben. Nach einer Maschinenwäsche sieht alles wieder wie neu aus.

Fruchtsaftflecken

Fruchtsaft kann nicht nur klebrig sein, sondern auch unschöne Flecken hinterlassen. Zucker und die Farbstoffe der Früchte fressen sich regelrecht in Stoff und wollen hier auch oft nicht mehr weg. Der Trick: eine Frucht gegen Frucht(flecken).

Fruchtsaftfleckenteufel

- Zitrone
- sprudelndes Mineralwasser
- Geschirrspülmittel

1. Den Fleck zuerst mit Mineralwasser ausspülen und mit Zitrone betupfen, dann mit lauwarmem Wasser und etwas Geschirrspülmittel auswaschen.
2. Anschließend in die Waschmaschine geben und wie gewohnt waschen.

Wenn der Fleck sehr hartnäckig ist, kann er in einer Mischung aus 3 Teilen Limettensaft und 1 Teil kaltem Wasser eingeweicht werden, am besten über Nacht. Am nächsten Tag in der Maschine waschen und dabei 1 Tasse Zitronensaft in die Trommel geben.

Schimmelflecken

Schimmelflecken auf der Kleidung sind mehr als ärgerlich. Bevor Sie verzweifeln, mischen Sie lieber eine Paste aus 1 Esslöffel Zitronensaft und 3 Esslöffeln Salz. Reiben Sie die betroffenen Stellen damit ein und legen Sie den Stoff in die Sonne. Falls nötig, die Behandlung mehrmals wiederholen. Wenn die Flecken nicht mehr zu sehen sind, die Textilien in der Maschine waschen.

Rostflecken

Bekämpfen Sie einen Rostfleck auf einem weißen Laken oder einem anderen Stoff mit einer Zitronenscheibe, die Sie in ein kleines weißes Tuch einwickeln. Legen Sie dieses Päckchen auf den Fleck und bügeln Sie es mit einem heißen Bügeleisen. Mit einer neuen Zitronenscheibe wiederholen, bis der Fleck verschwunden ist.

Es geht auch ohne Bügeleisen. Bestreuen Sie den Fleck großzügig mit Salz, beträufeln Sie ihn mit Zitronensaft und legen Sie das Kleidungsstück in die Sonne. Wenn das Salz trocken ist, bürsten Sie es ab. Dann stecken Sie das Kleidungsstück in die Waschmaschine.

Curry- und Kurkumaflecken

Kurkuma ist nicht nur gesund, man kann es auch hervorragend als natürliches Färbemittel nutzen. Hat man sich allerdings einmal unfreiwillig das Shirt in einem kräftigen Currygelb eingefärbt, hilft dieses Rezept.

Curryfleck-Weg

- Mineralwasser
- ½ Zitrone oder Limette
- Geschirrspülmittel

1. Schaben Sie zuerst möglichst viel der übrigen Masse des Flecks mit einem Löffel oder Messer vom Stoff ab.
2. Dann mit Mineralwasser nachspülen und – sofern der Stoff es verträgt – eine halbierte Zitrone oder Limette auf den Fleck drücken. Falls nötig, die Behandlung wiederholen.
3. Den Zitronensaft eine gute Viertelstunde einwirken lassen, dann den Stoff ausspülen.
4. Bevor Sie das Kleidungsstück im gewohnten Programm in der Waschmaschine waschen, geben Sie etwas Geschirrspülmittel auf die behandelte Stelle.

Salsaflecken
Sollte Salsa Ihr Hemd oder Ihre Bluse ruiniert haben, machen Sie es wie der Notarzt: Sofort eingreifen, aber ruhig bleiben.

Salsafleck-Weg

- Zitronensaft
- sprudelndes Mineralwasser
- feines Salz

1. Möglichst viel Salsa abschaben, den Fleck mit Sprudelwasser anfeuchten, mit Zitronensaft beträufeln und ausspülen.

2. Den Fleck mit Salz bestreuen, mit der Schale einer frisch ausgepressten Zitrone abreiben und wieder ausspülen.
3. Nochmals mit Zitrone beträufeln, dann in der Waschmaschine waschen.

Teeflecken

Um Teeflecken zu entfernen, greift man ebenfalls zum bewährten Zitronensaft.

Gelbe Schweißflecken

Das Deodorant hat Sie im Stich gelassen und Ihr T-Shirt zeigt gelbliche Spuren? Werfen Sie das Deodorant weg! Die Flecken im Shirt mit Zitronenessig oder Limettensaft anfeuchten, leicht reiben, dann in die Waschmaschine geben.

Hartnäckige Schweißflecken reiben Sie mit einer Paste aus 2 Esslöffeln Zitronenessig oder Zitronensaft und 3 Esslöffeln Natron ein. Eine halbe Stunde einwirken lassen, dann in der Waschmaschine waschen.

Rot- oder Weißwein

Weinflecken entfernen Sie, indem Sie sie erst mit Limettensaft und dann mit Sodawasser durchfeuchten und anschließend in der Waschmaschine waschen.

Strohhut reinigen

Ein verschmutzter Strohhut wird wieder sauber, wenn man ihn mit der Schnittfläche einer halbierten Zitrone abreibt. Einige Minuten einwirken lassen, dann mit einer weichen, feuchten Bürste bearbeiten und im Schatten trocknen.

Schuhe

Um schwarze und braune Lederschuhe nach dem Putzen auf Hochglanz zu bringen, reiben Sie sie kräftig mit einem sehr weichen Tuch ab, das mit ein paar Tropfen Zitronensaft angefeuchtet ist. Anschließend mit einem sauberen weichen Tuch nachpolieren – wie das glänzt!

Saubere Espadrilles

- 2 Tropfen flüssige Olivenölseife
- 1 TL Zitronensaft oder Zitronenessig

1. Zuerst den Schmutz trocknen lassen und rubbeln, um den Großteil davon zu entfernen.
2. 2 Gläser warmes Wasser, Olivenölseife und Zitronensaft oder Zitronenessig in eine kleine Schüssel geben.
3. Eine kleine Nagelbürste eintauchen und die Flecken schrubben.
4. Anschließend mit der Bürste über die gesamte Oberfläche der Schuhe fahren. Die Bürste ausspülen, die Schuhe nochmals bürsten, dann trocknen lassen.

Katzen erziehen

Katzen zu erziehen ist ein wahrscheinlich erfolgloses Unterfangen. Aber man kann ihnen gewisse Grenzen aufzeigen, denn Katzen hassen Zitrone. Ihre empfindlichen Nasen vertragen den Inhaltsstoff Limonen gar nicht. Um ihnen klarzumachen, dass es verboten ist, den Bettbezug zu zerfetzen oder am Sofa zu kratzen, greifen Sie zur Zitrone. Besprühen Sie die Tabuzonen mit Zitronensaft. Sie können auch ein paar Tropfen ätherisches Zitronenöl oder Zitronenextrakt auf den Bettbezug, die Stuhlbeine oder Pflanzgefäße geben.

Mundgeruch beim Hund

Wenn Ihr Hund mal wieder Mundgeruch hat, geben Sie ihm eine Zitrone zum Spielen. Er wird sie packen wie einen Ball und dabei die Zähne ins Fruchtfleisch schlagen. Dabei wird sein Atem automatisch erfrischt.

Glänzendes Hundefell

Wenn Sie Ihren Hund baden, geben Sie 1 Esslöffel Zitronensaft ins Spülwasser, damit sein Fell duftet und schön glänzt.

Hundeflöhe vertreiben

1. 1 l Wasser in einen Topf gießen, 6 halbierte Zitronen dazu geben und alles 5 Minuten kochen lassen.
2. Herd ausschalten, Deckel auflegen und die Mischung über Nacht ziehen lassen.
3. Am nächsten Tag die Mixtur in eine Sprühflasche gießen.

Nachdem Sie den Hund in Wasser mit 2 Esslöffeln Zitronenessig gebadet haben, trocknen Sie ihn ab und besprühen ihn mit dem Spray. Achten Sie darauf, dass keine Zitrone in seine Augen gelangt. Wenn der Zitronenduft nachlässt, sprühen sie den Hund erneut ein. Außerdem können Sie einige Tropfen ätherisches Zitronenöl auf die Außenseite seines Halsbandes geben und seine Decke nach dem Waschen mit dem Flohspray besprühen, um die Plagegeister zu vertreiben.

Wenn alle Flöhe verschwunden sind, können Sie das Spray als Hundeparfüm verwenden, mit dem Sie Ihren Liebling jeden Tag leicht einsprühen. Geben Sie auch weiterhin Zitronensaft oder Zitronenessig in das Spülwasser nach seinem Bad, um sicherzustellen, dass die Flöhe nicht wiederkommen.

Schluss mit der Krätze

Der Inhaltsstoff Limonen tötet die Erreger ab. Verdünnen Sie 1 Esslöffel Zitronenextrakt mit 1 Tasse Wasser und tragen Sie die Mischung mit einem Schwamm auf das Fell Ihres Tieres auf. Das Fell gut durchfeuchten und ohne Ausspülen trocknen lassen.

Wenn Sie ätherisches Zitronenöl verwenden, verdünnen Sie 10 Tropfen in 1 Teelöffel Alkohol (70 Prozent). Die Mischung wie oben anwenden.

Bei Krätze sollte ein Tierarzt der Ursache auf den Grund gehen. Die roten Flecken, die um Augen und Nase entstehen, können Sie aber selbst behandeln. Dafür mischen Sie eine Paste aus gleichen Mengen Zitronensaft und Natron und tragen sie dünn auf die gereizten Stellen auf. Achten Sie darauf, dass nichts in die Augen gelangt. Nach 10 Minuten Einwirkzeit spülen Sie die beruhigende Maske ab.

Die Zitrone als Gartenhelfer

In seinem Werk *Opus agriculturae* aus dem 4. Jahrhundert widmete der römische Agronom Palladius der Zedratzitrone ein ganzes Kapitel: *De citreo.* Höchstwahrscheinlich war er der erste Experte für dieses Thema. Mit Zitrusfrüchten, die er auf Sardinien und bei Neapel anbaute, kannte er sich bestens aus. Er stellte fest, dass Zitronen lockeren Boden, ein heißes Klima und Feuchtigkeit mögen, und gab fundierte Pflegehinweise. Er empfahl, Asche auf den Wurzelbereich zu streuen, die Früchte in einer mondlosen Nacht zu pflücken, sie mit Zweigen zu bedecken und an einem geheimen Ort aufzubewahren.[179] Im 7. Jahrhundert verliebten sich die Araber unsterblich in die von den Persern angebaute *limoo.* Sie nannten sie *el laimun* oder *el limûn* und sorgten für ihre Verbreitung in Nordafrika, Sizilien und Spanien. Für die Araber waren die Schönheit und der Duft der Zitronenblüten der Inbegriff des Paradieses. Sie pflanzten Zitrusbäume in den prächtigen Gärten der Alhambra. Dank ihres Bewässerungssystems war Sizilien lange Zeit ein bedeutender Erzeuger und Exporteur von Zitronen, bevor Kalifornien zu Beginn des 20. Jahrhunderts die Führung übernahm.

In Frankreich war Karl VIII. der erste König, der eine eigene Orangerie im Schloss Amboise besaß. Der König mit dem Spitznamen *l'Affable* war verrückt nach Italien, seinen Villen und Gärten. Sein Gärtnermeister Dom Pacello de Mercogliano legte in seinem Auftrag prächtige Gärten im italienischen Stil mit Orangenbäumen an. Maria von Medici ließ die Orangerie in den Tuilerien bauen und brachte damit solche Gärten in Paris in Mode. Die Familie Medici liebte Zitronenbäume und schon Cosimo hatte begonnen, sie in Kübeln zu kultivieren. 200 Jahre später gab sein Nachfahre Cosimo III. dem Künstler Bartolomeo Bimbi den Auftrag, 116 Varianten zu malen. Nach dem Tod Heinrichs IV. beauftragte Maria ihren italienischen Architekten mit der Gestaltung des Jardin de Luxembourg, ebenfalls mit Orangerie. Ihr Rivale Richelieu, der ihr in nichts nachstehen wollte, ließ in den Gärten des Kardinalspalastes einen prächtigen Zitronenhain anlegen.

Dann ließ Ludwig XIV. in Versailles eine Orangerie bauen. In dem prächtigen Bau grünten und blühten zur Freude des Monarchen die Zitrusbäume das ganze Jahr lang. Zitrusfrüchte bereicherten nicht nur seine königlichen Mahlzeiten, sondern begleiteten ihn auch im Tod: Zitronen- und Orangenschalen gehörten zu den 25 Pflanzen, die für seine Einbalsamierung verwendet wurden. Ludwig XIV. wurde tatsächlich ausgestopft und fest verschnürt, mit Schnüren und Bändern. Seine Orangerie löste im 17. und 18. Jahrhundert an den europäischen Höfen eine regelrechte Agrumanie aus. Von Kensington bis Heidelberg waren die Orangerien ein Hit![180]

Ein Zitronenbäumchen im Kübel oder Blumentopf

Wenn Sie Lust haben, einen kleinen Zitronen- oder Limettenbaum im Blumentopf zu ziehen, bewahren Sie einige der Kerne einer frisch ausgepressten Frucht auf. Wischen Sie sie vorsichtig mit Papiertüchern ab, um alle Spuren von Fruchtfleisch zu entfernen. Legen Sie die Kerne dann in ein Glas mit heißem Wasser, das sie 24 Stunden an einen warmen

Platz stellen, um die Kerne einzuweichen. Kerne, die danach an der Oberfläche schwimmen, sind nicht keimfähig und können weggeworfen werden.

Füllen Sie einige Blumentöpfe mit Erde und drücken Sie jeweils in die Mitte mit einem Bleistift ein 3 cm tiefes Loch. Legen Sie einen Kern hinein, den Sie locker mit Erde bedecken – nicht andrücken! Besprühen Sie die Erde mit Wasser und decken Sie den Topf mit Frischhaltefolie ab, die Sie mit einem Gummiband befestigen. Stellen Sie die Töpfe auf eine Fensterbank an einem warmen, sonnigen Ort. Nach ein oder zwei Monaten sollte ein kleiner Trieb erscheinen. Jetzt müssen Sie das Pflänzchen verwöhnen. In dem israelischen Spielfilm *Lemon Tree*[181] erklärt der Landarbeiter Abu Hassan, dass es beim Anbau von Zitronen nicht nur um Bewässerung und Ernte geht. Zitronenbäume sind wie Menschen: Man muss mit ihnen reden und sie liebevoll behandeln.

Kalkablagerungen vom Bonsai entfernen

Hässliche Kalkablagerungen verunstalten Stamm und Zweige von Bonsais. Zum Glück gibt es ein Pflegeprogramm für die Haut, das auch der Baumrinde gut bekommt. Eine kleine Massage mit Zitronensaft, und die weißen Flecken sind Geschichte. Nehmen Sie eine Zahnbürste, tauchen Sie sie in Zitronensaft und bürsten Sie Stamm und Äste vorsichtig ab. Der Kalk verschwindet, die glänzende Rinde kommt zum Vorschein.

Das Wachstum anregen

Der englische Schriftsteller Gerald Durrell gibt einen kurzen Überblick über unkonventionelle Düngemittel: Aspirin ist gut für Rosen, Brandy für Erbsen und ein Spritzer Zitronensaft für Begonien, die fleischige Blüten haben.

Geben Sie Hortensien und anderen Pflanzen, die sauren Boden lieben, etwas von Ihrer ungezuckerten Zitronenlimonade ab. Zitronenschalen enthalten Schwefel, Magnesium, Kalzium und andere Elemente, die gut für Ihren Garten sind.

Um schwächelnde Wurzeln zu stärken, streuen Sie getrocknete, fein zerkleinerte Zitrusschalen auf den Wurzelbereich, um den Boden anzureichern.

Unkraut bekämpfen

Oft genügt es, Unkraut mit kochendem Wasser zu übergießen. In hartnäckigen Fällen mischen Sie 1 Tasse Zitronenessig mit 1 Liter kochendem Wasser und gießen die Mischung an drei aufeinanderfolgenden Tagen nach Sonnenuntergang auf die unerwünschten Pflanzen. Aber Achtung: Sehr gezielt gießen, denn Essig greift auch erwünschte Pflanzen an.

Den Kompost mit Stickstoff anreichern

Stickstoff ist für die Zersetzung von kompostierbaren pflanzlichen Materialien notwendig. Werfen Sie daher auch die Schalen von Zitrusfrüchten auf den Komposthaufen. Bei ihrer Verrottung entsteht Stickstoff, der den Bakterien im Kompost zugutekommt, somit den Zersetzungsvorgang beschleunigt und nährstoffreiche Erde zurücklässt.

Nützlinge anlocken

Schmetterlinge lieben Zitrone. Um sie in ihren Garten einzuladen, können Sie eine kleine Schüssel mit Zitronenschalen aufstellen. Die Schmetterlinge kommen, um von dem darin noch enthaltenen Saft zu naschen, und tanzen dann heiter um Ihre Blumen.

Schädlinge fernhalten

Blattläuse

Die Blattläuse, die Ihre Pflanzen schädigen, hassen Zitronen. Schneiden Sie einfach einige Zitronenschalen in Streifen, stecken Sie sie auf die Zweige der Pflanze, die Sie schützen möchten, und schon ziehen die Blattläuse zu den Nachbarn um.

Ameisen

Verscheuchen Sie die Ameisen, indem Sie Zitronensaft auf den Eingang des Ameisennests und auf die Ameisenstraßen gießen oder zerkleinerte Zitronenschalen an diese Stellen streuen. Werfen Sie auch angefaulte Zitronen nicht weg, sondern legen Sie sie in die Nähe von Nest oder Ameisenstraßen. Die Krabbeltiere können Zitronen nicht ausstehen und werden entsetzt das Weite suchen.

Möwen

An der Brighton Shellfish and Oyster Bar, wo Fisch und Meeresfrüchte unter freiem Himmel verkauft werden, warnt ein Schild die Gäste: »Vorsicht, die Möwen stehlen die Speisen. Wir übernehmen keinerlei Haftung.« Und der Besitzer Cliff Faires erklärt:

»Sie fressen alles, außer Zitrone und Tabasco.«[182] Also beträufeln Sie an der Küste am besten auch Ihre Pommes mit Zitrone, damit sie nicht stibitzt werden.

Rost entfernen

Wenn sich klammheimlich Rost auf Ihrem Werkzeug oder Fahrrad ausgebreitet hat, reiben Sie es sofort mit etwas Zitrone und Salz ein.

Mischen Sie aus 1 Teil Zitrone mit 3 Teilen Salz eine Paste, die Sie mit einem kleinen Tuch auf dem Rost verteilen. Gründlich abspülen und abtrocknen.

Schlusswort

Beschließen möchten wir dieses Buch mit der Legende eines unfreundlichen Baums, den die Göttin Athene verwandelte.

Es war einmal ein hübscher Baum, der orange, süße Früchte trug. Alle Leute blieben stehen, um ihn zu bewundern. Dadurch wurde der Baum sehr hochnäsig. Er beschloss, dass niemand seine Früchte ernten sollte, und bedeckte sich mit so langen Dornen, dass niemand mehr die Früchte erreichen konnte. Seine Früchte verfaulten am Baum. Eines Tages kam die Göttin Athene vorbei und blieb stehen, um den Baum zu bewundern. Zur gleichen Zeit versuchte ein Kind, das in der Nähe des Baumes spielte, eine Frucht zu pflücken und verletzte sich an den Dornen. Das blutende Kind begann zu weinen. Athene verwandelte sich in eine alte Frau und heilte seine Wunden mit Pflanzen. Als das Kind gegangen war, trat sie zu dem Baum und sagte: »Du bist ein sehr schöner Baum. Lass mich etwas von deinen Früchten kosten.« Der Baum lachte sie aus: »Ich werde meine schönen Früchte niemals einer Frau geben, die so hässlich und so alt ist wie du.« Die Göttin antwortete: »Wenn ich jung und schön wäre, würdest du mir eine geben?« Aber der Baum antwortete frech: »Ich nehme doch nicht die Mühe auf mich, Früchte reifen zu lassen, um sie dann zu verschenken.«

Diese Antwort verärgerte Athene so sehr, dass sie ihn mit ihrem Stock schlug. Dann nahm sie ihr normales Aussehen wieder an und sagte zu dem Baum: »Du dummer, arroganter Baum, von jetzt an sollen deine Früchte so sauer sein, dass niemand sie essen will. Sie werden ihre schöne rote Farbe verlieren und so grün sein wie deine Bosheit. Danach werden sie gelb werden wie dein Hass.« Damit drehte sie sich um und ging fort.

Minuten später begann der Fluch zu wirken. Alle Dornen fielen ab. Die Früchte waren zuerst grün und wurden mit der Reife gelb. Alle Menschen, die sie probierten, spuckten sie angewidert wieder aus. Der Baum begann zu weinen, seine Blätter verwelkten und er wäre fast gestorben. Reumütig beteuerte er, es täte ihm leid, dass er so arrogant gewesen war und den Menschen seine Früchte verweigert hatte.

Athene sah, dass der Baum seine Lektion gelernt hatte, und sagte: »Da du dein Verhalten bereust, habe ich beschlossen, dir schöne Früchte zu schenken, weniger sauer und zart duftend, ganz anders als die anderen Bäume. Ich nenne dich Lemonia, was in der Sprache der Götter ›reumütig‹ bedeutet. Du wirst berühmt werden, und alle werden deine Früchte ernten wollen.«

Schon bald eroberte Lemonia – der Zitronenbaum – mit seinen Früchten und seinem göttlichen Aroma die Welt. Alle Köche verwendeten ihn, um ihren Gerichten den köstlich säuerlichen Geschmack zu verleihen, den wir noch heute schätzen.

Über die Autorin

Inès Peyret hat es sich zur Aufgabe gemacht, nicht nur ihren eigenen ökologischen Fußabdruck so klein wie möglich zu halten – sie möchte es auch anderen leicht machen, nachhaltig und gesund zu leben. Als Journalistin bereist sie die Welt und sammelt dabei immer wieder Informationen, Tipps und Tricks, um dieses Ziel zu erreichen. Inès lebt in Rouen im Nordwesten Frankreichs.

Dank

Ein großes Dankeschön geht an Franck Curk, den Zitronenguru des französischen Instituts für agrarwissenschaftliche Forschung auf Korsika, INRA, für seine Freundlichkeit, für die Zeit, die er uns gewidmet hat und dafür, dass er sein immenses Wissen über die Zitronen mit uns geteilt hat. Danken möchte ich auch Simone Riolacci vom INRA-Zentrum auf Korsika, David Rousseau vom Service du Patrimoine de Menton und Rose Marie Huyard von der Association pour la Promotion du Citron de Menton (APCM) für ihre Hilfe und Freundlichkeit.

Ein großes Dankeschön auch an meine Verlegerinnen für ihre Freundschaft, Begeisterung, ihre Hilfe und uneingeschränkte Unterstützung sowie an das ganze Team der Éditions du Dauphin und an Giovanna für ihre Findigkeit und ihre Hilfe.

Quellenverzeichnis

1 Sonneman, T. (2012): *Lemon: A Global History*. Reaktion Books

2 Bimbi, B. (1715): *Citrus fruit*

3 Arcimboldo, G. (1573): *Der Winter*

4 Claesz, P. (1629): *Stillleben mit zwei Zitronen*

5 Heda, W.C. (1634): *Stillleben mit Becher*; Kalf, W. (1663–1664): *Stillleben mit Orange, Zitrone und Weinglas*; Kalf, W. (1662): *Stillleben mit Porzellanschale.*

6 Bot. (1960): *Encyclop. de la Pléiade*. S. 1014

7 www.corse-inra.fr. Dieses Zentrum besitzt mit einer Sammlung von über 1000 Zitruspflanzen auf freiem Feld eine der bedeutendsten der Welt.

8 Curk, F. (2014): *Organisation du complexe d'espèce et décryptage des structure des génomes en mosaïque interspécifiques chez les agrumes cultivés.* Doktorarbeit in Molekularbiologie

9 www.corse.inra.fr/Actualites/Le-15-dec.-Soutenance-de-these (Verteidigung der Doktorarbeit)

10 Diderot et d'Alembert (1761–1772): *Encylopédie ou Dictionnaire raisonné des sciences, des arts et des metiers*

11 Meena, Ajay K. et al. (2011): *A review on citron-pharmacognosy, phytochemistry and medicinal uses.* Int Res J Pharmacy, 2 (1). S. 14–19

12 Diderot et d'Alembert (1761–1722): *Encyclopédie ou Dictionnaire raisonné des sciences, des arts et des metiers*

13 Curk, F. (2014): *Organisation du complexe d'espèce et décryptage des structure des génomes en mosaïque interspécifiques chez les agrumes cultivés.* Doktorarbeit in Molekularbiologie

14 *Petit Abécédaire du citron* (Kleines ABC der Zitrone). Pressedossier des Tourismusbüros von Menton

15 Curk, F. (2014): *Organisation du complexe d'espèce et décryptage des structure des génomes en mosaïque interspécifiques chez les agrumes cultivés.* Doktorarbeit in Molekularbiologie

16 Toonelli, N., Gallouin, F. (2013): *Des fruits et des graines comestibles du monde entier.* Lavoisier

17 www.lecitrondementon.fr

18 ebd.

19 Diderot et d'Alembert (1761–1722): *Encyclopédie ou Dictionnaire raisonné des sciences, des arts et des metiers*

20 Jesuitenpater d'Eetrecolles, François-Xavier (1664–1741): *Lettres édifiantes* [Erbauliche Briefe]

21 Diderot et d'Alembert (1761–1772): *Encyclopédie ou Dictionnaire raisonné des sciences, des arts et des metiers*

22 ebd.

23 ebd.

24 Sonneman, T. (2012): *Lemon: A Global History*, Reaktion Books

25 Karnick and Hocking (1975): *Ethnobotanical Records of Drug Plants Described in Valmiki Ramayana and their Uses in the Ayurvedic System of Medicine.* Quarterly Journal of Crude Drug Research, 13. S. 3–4
26 *Dictionnaire Universel Des Drogues Simples* (2011). Nabu Press
27 Vigier, J. (1614): *raicte de peste contenant la nature, causes, signes, accidens, preservation & curation d'icelle, avec les moyens de désinfecter les maisons & meubles.* La grande chirurgie des tumeurs.
28 Rufián-Henares, J.A. et al. (2014): *Nutritional and physicochemical characteristic of commercial Spanish citrus juices.* Food Chemistry, 164. S. 396–405
29 Niture, S.K., Refai, L. (2013): *Plant Pectin: A Potential Source for Cancer Suppression.* American Journal of Pharmacology and Toxicology, 8 (1). S. 9–19
30 Schwalfenberg, G.K. (2012): *The Alkaline Diet: Is There Evidence That an Alkaline pH Diet Benefits Health?* J Environ Public Health, 1012: 727630. Dawson-Hughes, B., Harris, S.S., Ceglia L. (2008*): Alkaline diets favor lean tissue mass in older adults.* American Journal of Clinical Nutrition, 87 (3). S. 662–665
31 Cushnie, T.P.T., Lamb, A.J. (2011): *Recent advances in understanding the antibacterial properties of flavonoids.* Int J Antimicrob Agents, 38 (2). S. 99–107. Cushnie, T.P.T., Lamb, A.J. (2005): *Antimicrobial activity of flavonoids.* Int J Antimicrob Agents, 26 (5). S. 343–356. Jayaprakasha, G.K. et al. (2000): *Antibacterial activity of Citrus reticulate peel extracts.* Z Naturforsch C, 55 (11–12). S. 1030–1034
32 Enache, E. et al. (2009): *Inactivation of Escherichia coli 0157:H7 in single-strength lemon and lime juices.* J Food Prot, 72 (2). S. 235–240
33 Sengun, I.Y., Karapinar, M. (2004): *Effectiveness of lemon juice, vinegar and their mixture in the elimination of Salmonella typhimurium on carrots (Daucus carota L.).* Int J Food Microbiol, 96 (3). S. 301–305
34 De Castillo, M.C. et al. (2000): *Bactericidal activity of lemon juice and lemon derivates against Vibrio cholerae.* Biol Pharm Bull, 23 (10). S. 1235–1238. Rodrigues, A. et al. (2000): *Protection from cholera by adding lime juice to food – results from community and laboratory studies in Guinea –Bissau, West Africa.* Trop Med Int Health, 5 (6). S. 418–422
35 Rakholiya, K. et al. (2014): *Inhibition of microbial pathogens using fruit and vegetable peel extracts.* Int J Food Sci Nutr, 65 (6). S. 733–739
36 Mohanty, S. (2015): *Flavonoids rich fraction of Citrus limetta fruit peels reduces proinflammtory cytokine production and attenuates malaria pathogenesis.* Curr Pharm Biotechnol, 16 (6). S. 544–552
37 Adegoke, S.A. et al. (2011*): Effects of lime juice on malaria parasite clearance.* Phytother Res, 25 (10). S. 1547–1550
38 Sandoval-Montemayor, N.E. et al. (2012): *Chemical Composition of Hexane Extract of Citrus aurantifolia and Anti-Mycobacterium tuberculosis Activity of Some of Its Constituents.* Molecules, 17 (9). S. 11173–11184
39 Najm al-Din Mahmud ibn Diya al-Din Ilyas, al-Shirazi (14. Jh.): *Le Livre De L'Art Du Traitement De Najm Ad-Dyn Mahmoud.* Trad Pierre Guignes Trad 1903, Kessinger Publishing, LLC 2010
40 *Secrets d'une herboriste.* Éditions du Dauphin, 2005
41 *Dictionnaire Universel Des Drogues Simples.* Nabu Press, 2011
42 Dyer, J. et al. (2014): *The use of aromasticks at a cancer centre: a retrospective audit.* Complement Ther Clin Pract, 20 (4). S. 203–206

43 Arias, B.A., Ramón-Laca, L. (2005): *Pharmacological properties of citrus and their ancient and medieval uses in the Mediterranean region.* J Ethnopharmacol, 97 (1). S. 89–95

44 Arias, B.A., Ramón-Laca, L. (2005): *Pharmacological properties of citrus and their ancient and medieval uses in the Mediterranean region.* J Ethnopharmacol, 97 (1). S. 89–95

45 Sha, Li et al. (2014): *Effects of herbal infusions, tea and carbonated beverages on alcohol dehydrogenase and aldehyde dehydrogenase activity.* Food Funct, 5 (1). S. 42–49

46 Arteche Garcia, A. (1998): *Fitoterapia: Vademecum de Prescription.* Masson, Barcelona

47 Edwards, H.M., Vavasseur, P. (1829): *Manual of Materia Medica and Pharmacy.* Philadelphia: Carey, Lea & Carey

48 *Ayurveda for Holistic Health.* März 2015. 1 (27)

49 Assini, J.M. et al. (2013): *Citrus flavonoids and lipid metabolism.* Current Opinion of Lipidology, 24 (1). S. 30–40

50 Shen, W. et al. (2012): *Inhibitory effets of Citrus flavonoids on starch digestion and antihyperglycemic effects in HepG2 cells.* J Agric Food Chem, 60 (38). S. 9609-9619. Lattimer, J.M., Haub, M.D. (2010): *Effects of Dietary Fiber and Its Components on Metabolic Health.* Nutrients, 2. S. 1266–1289. Baker, R.A. (1997): *Reassessment of Some Fruit and Vegetable Pectin Levels.* Journal of food science, 62 (2). S. 225–229. Vollendorf, N.W., Marlett, J.A. (1997): *Comparison of two methods of fiber analysis of 58 foods.* J Food Comp Anal, 6. S. 203–214

51 Hlebowicz, J. et al. (2007): *Effect of cinnamon on postprandial blood glucose, gastric emptying, and satiety in healthy subjects.* Amer J Clin Nutr, 85 (6). S. 1552–1556

52 *Lemon Seed Diet.* Weekly World News, 24. Dez. 1991, 13 (12). S. 35

53 Johnston, C.S. (2005): *Strategies for health weight loss: from vitamin C to the glycemic response.* Journal of the American College of Nutrition, 24 (3). S. 158–165

54 Fukuchi, Y. et al. (2008): *Lemon Polyphenols Suppress Diet-induced Obesity by Up-Regulation of mRNA Levels of the Enzymes Involved in Oxidation in Mouse White Adipose Tissue.* J Clin Biochem Nutr, 43 (3). S. 201–209

55 Luo, X.J. et al. (2011): *Recent advances in the study on capsaicinoids and capsinoids.* Eur J Pharmacol, 650 (1). S. 1–7. Hsu, C.L., Yen, G.C. (2007): *Effects of capsaicin on induction of apoprosis and inhibition of adipogenesis in 3T3-L1 cells.* J Agric Food Chem, 55 (5). S. 1730–1736. Lejeune, M.P. et al. (2003): *Effect of capsaicin on substrate oxidation and weight maintenance after modest body-weight loss in human subjects.* Br J Nutr, 90 (3). S. 651–659

56 Gregersen, N.T. et al. (2013): *Acute effects of mustard, horseradish, black pepper and ginger on energy expenditure, appetite, ad libitum energy intake and energy balance in human subjects.* Br J Nutr, 109 (3). S. 556–563

57 Kim, M.J. et al. (2015): *Lemon detox diet reduced body fat, insulin resistance, and serum hs-CRP level without hematological changes in overweight Korean women.* Nut Res, 35 (5). S. 409–420

58 Brown, A.L. et al. (2011): *Health effects of green tea catechins in overweight and obese men: a randomised controlled cross-over trial.* Br J Nutr. S. 1–10. Hsu, C.H. et al. (2011): *Does supplementation with green tea*

extract improve insulin resistance in obese type 2 diabetics? A randomized, double-blind, and placebo-controlled clinical trial. Altern Med Rev, 16 (2). S. 157–163. Belza, A. et al. (2007): *The effect of caffeine, green tea and tyrosine on thermogenesis and energy intake.* Eur J Clin Nutr. Boschmann, M., Thielecke, F. (2007): *The effects of epigallocatechin-3-gallate on thermogenesis and fat oxidation in obese men: a pilot study.* J Am Coll Nutr, 26 (4). S. 389S–395S. Dr. Galland, Leo (2006): *The Fat Resistance Diet: Unlock the Secret of the Hormone Leptin to: Eliminate Cravings, Supercharge Your Metabolism, Fight Inflammation, Lose Weight & Reprogram Your Body to Stay Thin.* Three Rivers Press

59 Mulot, M.A. (2005): *Secrets d'une herboriste.* Éditions du Dauphin

60 Arias, B.A., Ramón-Laca, L. (2005): *Pharmacological properties of citrus and their ancient and medieval uses in the Mediterranean region.* J Ethnopharmacol, 97 (1). S. 89–95

61 Arteche García, A. (1998): *Fitoterapia: Vademecum de Prescripcion.* Masson

62 *Secrets d'une herboriste.* Éditions du Dauphin, 2005

63 Lim T.K. (2012): *Edible Medicinal and Non-Medicinal Plants.* Springer. Meena Ajay K. et al. (2011): *A review on citron-pharmacognosy, phytochemistry and medicinal uses.* Int Res J Pharmacy, 2 (1). S. 14–19

64 Mulot, M.A. (2005): *Secrets d'une herboriste.* Éditions du Dauphin

65 Mulot, M.A. (2005): *Secrets d'une herboriste.* Éditions du Dauphin

66 ADAAE ASE DEVELOPP Datenblatt A.S.E.N 17

67 Nardkani, K.M. (1908): *Indian Plants and Drugs*

68 Huisheng, X., Preast, V. (Hrsg.), Beckford, B.J. (Ill.) (2011): *Zhu Xie's Chinese Veterinary Herbology.* Wiley-Blackwell

69 Arteche García, A. (1998): *Fitoterapia: Vademecum de Prescripcion.* Masson

70 Ahmad, M. et al. (2013): *Oral dose of citrus peel extracts promotes wound repair in diabetic rats.* Pak J Biol Sci, 16 (20). S. 1086–1094

71 Bakhru, H.K. (2007): *Food that Heals.* Orient Paperbacks

72 Mulot, M.A. (2005): *Secrets d'une herboriste.* Éditions du Dauphin

73 Poivre d'Arvor Patrick & Olivier (2003): *Coureurs des mers – Les découvreurs,* Place des Victoires

74 Joinville, Sire Jean de (2006): *Histoire de Saint Louis écrite par son compagnon d'armes.* Jean de Bonnot Éditions, Paris (aus *Livre des saintes paroles et des bons fais de nostre roy saint Looys* von Jean de Joinville, geschrieben um 1308)

75 Poivre d'Arvor Patrick & Olivier (2003): *Coureurs des mers – Les découvreurs,* Place des Victoires (Hrsg.)

76 Rupp, R. (1. Oktober 2014): *How Lemons Helped Defeat Napoleon.* National Geographic

77 Eysenck, S.B.G., Eysenck, J.H. (1967): *Salivary Response to Lemon Juice as a Measure of Introversion, Perceptual and Motor Skills.* 24 (3c). S. 1047–1053

78 *TCM Treasures – Fo shou* (29. Juli 2012). Shanghai Daily

79 Prudente, R.C.C., Braga de Moura, R. (2013): *Evidências científicas para a indicação popular de algumas espécies da família Rutaceae no tratamento de doenças respiratórias na região Sudeste do Brasil.* Infarma-Ciências Farmacêuticas, 25 (1). S. 24–31

80 Grace, K. (1999): *Aromatherapy Pocketbook.* Llewellyn Publications

81 Meena Ajay, K. et al. (2011): *A review on citron-pharmacognosy, phytochemistry and medicinal uses.* Int Res J Pharmacy, 2 (1). S. 14–19

82 Wang, C. et al. (2012): *Meta-analysis of traditional Chinese medicine in treating functional dyspepsia of liver-stomach disharmony syndrome.* J. Tradit Chin Med, 32 (4). S. 512–522

83 *TCM Treasures – Fo shou* (29. Juli 2012). Shanghai Daily

84 ebd.

85 Meena Ajay, K. et al. (2011): *A review on citron-pharmacognosy, phytochemistry and medicinal uses.* Int Res J Pharmacy, 2 (1). S. 14–19

86 *Naturalis Historia*, Buch XXIII/56 n

87 Nardkani, K.M. (1908): *Indian Plants and Drugs*

88 Cherng, S.C. et al: (2006): *Acceleration of hepatobiliary excretion by lemon juice on 99mTc-tetrofosmin cardiac SPECT.* Nuc Med Commun, 27 (11). S. 859–864

89 Shah, N.H. et al. (2015): *Proton Pump Inhibitor Usage and the Risk of Myocardial Infarction in the General Population.* PLoS One, 10 (6). E0124653

90 Najm al-Din Mahmud ibn Diya al-Din Ilyas, al-Shirazi (15. Jh.): *Le Livre De L'Art Du Traitement De Najm Ad-Dyn Mahmoud.* Trad. Pierre Guignes, Trad. 1903. Kessinger Publishing, LLC 2010

91 Karnick and Hocking (1975): *Ethnobotanical Records of Drug Plants Described in Valmiki Ramayana and their Uses in the Ayurvedic System of Medicine*: Quarterly Journal of Crude Drug Research, 13. S. 3–4

92 Nil, S. (2008): *Food as Medicine in Muslim Civilization in Turk Mutfagi (Turkish Cuisine).* Edited by Arif Bilgin-Ozge Samanci, Ankara: Kultur ve Turizm Bakanligi Yayinlari

93 Perez, S. (2007): *La santé de Louis XIV: une bio histoire du Roi-Soleil.* Champ Vallon

94 Diderot et d'Alembert (1761–1772): *Encyclopédie ou Dictionnaire raisonné des sciences, des arts et des metiers*

95 Arteche García, A. (1998): *Fitoterapia: Vademecum de Prescripcion.* Masson

96 Ricotti, E., Ricotti, P. (2007): *Meals and Recipes from Ancient Greece.* J. Paul Getty Trust. Giovanni Dugo, Di Giacomo, Angelo Ed. (2002): *Citrus: The Genus Citrus.* Taylor & Francis

97 Theophrastos, in: Hort, A. (Hrsg) (1968): *Enquiry into Plants 1.* Harvard University Press, William Heinemann Ltd.

98 Vergil; Schönberger, O. (Hrsg.; 1994): *Georgica – Vom Landbau.* Reclam

99 *Dictionnaire Universel Des Drogues Simples.* Nabu Press, 2011

100 Meena Ajay K. et al. (2011): *A review on citron-pharmacognosy, phytochemistry and medicinal uses.* Int Res J Pharmacy, 2 (1). S. 14–19

101 Karnick and Hocking (1975): *Ethnobotanical Records of Drug Plants Described in Valmiki Ramayana and their Uses in the Ayurvedic System of Medicine.* Quarterly Journal of Crude Drug Research, 13 (3–4)

102 Enejoh et al. (2015): *In Vitro Anthelmintic Efficacy of Extracts of Citrus Aurantifolia (christm) Swingle Fruit Peels Agains Heligmosomoides Bakeri Ova and Larvae.* Int J Curr Pharm Res, 7 (2). S. 92–96

103 Marti N. et al. (2009 May): *Vitamin C and the role of citrus juices as functional food.* Nat Prod Commun, 4 (5). S. 677–700

104 Jaganath I.B. et al. (2009): *In vitro catabolism of rutin by human faecal bacteria and the antioxidant capacity of its catabolites.* Free Radic Biol

Med, 47 (8). S. 1180–1189. Kwon K.H. et al. (2005 Feb 1): *Dietary rutin, but not its aglycone quercetin, ameliorates dextran sulphate sodium-induced experimental colitis in mice: attenuation of pro-inflammatory gene expression.* Biochem Pharmacol, 69 (3). S. 395–406. Meng F. et al. (2004 Nov): *Inhibitory effect of quercetin, rutin and puerarin on HDL oxidation induced by Cu2+.* Sichuan Da Xue Xue Bao Yi Xue Ban, 35 (6). S. 836–838. Li Q.S. et al. (2004 Mar): *Effect of hesperidin and rutin on oxydative modification of high-density lipoprotein in vitro.* Zhong Xi Yi Jie He Xue Bao, 2 (2). S. 115–116, 119. Milde J. et al. (2004 Feb): *Synergistic inhibition of low-density lipoprotein oxidation by rutin, gamma-terpinene, and ascorbic acid.* Phytomedicine, 11 (2–3). S. 105–113. Miyake Y. et al. (1998): *Protective effects of lemon flavonoids on oxidative stress in diabetic rats.* Lipids, 33 (7). S. 689–695

105 Dillemann, G., Lemay, R. (1966): *Les médicaments de Mme de Sévigné* (Fortsetzung und Ende). Revue d'histoire de la pharmacie, 54. Jahrgang, 191. S. 273–293

106 Penniston, K.L. et al. (2007): *Lemonade therapy increases urinary citrate and urine volumes in patients with recurrent calcium oxalate stone formation.* Urology, 70 (5). S. 856–860. Kang, D.E. et al. (2007): *Long-term lemonade based dietary manipulation in patients with hypocitraturic nephrolithiasis.* J Urol, 177 (4). S. 1358–1362

107 Aras, B. et al. (2008): *Can lemon juice be an alternative to potassium citrate in the treatment of urinary calcium stones in patients with hypocitraturia? A prospective randomized study.* Urol Res, 36 (6). S. 313–317

108 Assini, J.M. et al. (2013): *Citrus flavonoids and lipid metabolism.* Curr Op Lipidol, 24 (1). S. 34–40

109 Kurowska, E.M., Manthey, J.A. (2004): *Hypolipidemic Effects and Absorption of Citrus Polymethoxylated Flavones in Hamsters with Diet-Induced Hypercholesterolemia.* J Agri Food Chem, 52 (10). S. 2879–2886

110 Peterson, J.J. et al. (2006): *Flavanones in grapefruit, lemons, and limes: A compilation and review of the data from the analytical literature.* J Food Comp Anal, 19. S. 74–80. Tajoda, H.N. et al. (2013): *Reduction of Cholesterol and Triglycerides in Volunteers using Lemon and Apple.* International Journal of Humanities and Social Science, 3 (18). Khan, Y. et al. (2010): *Evaluation of hypolipidemic effect of citrus Lemon.* J Basic Appl Sci, 6 (1). S. 39–43

111 Pen, C.H. et al. (2009): *Insulin secretagogue bioactivity of finger citron fruit (Citrus medica L. var. Sarcodactylis Hort, Rutaceae).* J Agric Food Chem, 57 (19). S. 8812–8819 Jaiyesimi, A.E.A. et al. (2000): *Hypoglycaemic activities of the stem bark of Citrus sinensis (L) Osbeck and Citrus aurantifolia (Christm) Swingle.* Nigerian Quarterly Journal of Hospital Medicine, 10 (1). S. 69–72

112 Conforti, F. et al. (2007): *In vitro activities of Citrus medica L. CV Diamante (Diamante citron) relevant to treatment of diabetes and Alzheimer's disease.* Phytothe Res, 21 (5). S. 427–433. Padilla-Camberos, E. et al. (2014): *Evaluation of the Inhibition of Carbohydrate Hydrolyzing Enzymes, the Antioxidant Activity, and the Polyphenolic Content of Citrus limetta Peel Extract.* Scientific World Journal, 121760

113 Belcaro, G. et al. (2008): *5-Year control and treatment of edema and increased capillary filtration in venous hypertension and diabetic microangiopathy using O-(beta-hydroxyethyl)-rutosides: a prospective compara-*

tive clinical registry. Angiology, S. 14S–20S Sheu, Joen-Rong et al. (2004): *Mechanisms involved in the antiplatelet activity of rutin, a glycoside of the flavonol quercetin, in human platelets.* J Agric Food Chem, 52 (14). S. 4414–4418

114 Kato, Y. et al. (2014): *Effect on Blood Pressure of Daily Lemon Ingestion and Walking.* J Nutr Metab. 912684. Adibelli, Z. et al. (2009): *Lemon juice as an alternative therapy in hypertension in Turkey.* Int J Cardiol, 135 (2). E58–59

115 Teucher, B. et al. (2004): *Enhancers of iron absorption: ascorbic acid and other organic acids.* International Journal of Vitamin and Nutrition Research, 74 (6). S. 403–419

116 Kathula, S.K. (2008): *Craving Lemons: Another Form of Pica in Iron Deficiency.* Am J of Med, 121 (7). e1

117 Youdim, K.A. et al. (2004): *Flavonoid permeability across an in situ model of the blood-brain barrier.* Free Radic Biol Med, 36. S. 592–604. Datla, K.P. et al. (2001): *Tissue distribution and neuroprotective effects of citrus flavonoid tangeretin in a rat model of Parkinson's disease.* Neuroreport, 12. S. 3871–3875

118 Hwang, S.L., Yen, G.C. (2008): *Neuroprotective Effects of the Citrus Flavonones against H202-Induced Cytotoxicity in PC12 Cells.* J Agric Food Chem, 56 (3). S. 859–864

119 *Dictionnaire Universel Des Drogues Simples.* Nabu Press, 2011

120 Ferruzzi, M.G. et al. (2007): *Tea Formulations Modulate In Vitro Digestive Recovery of Green Tea Catechins.* Mol Nutr Food Res, 51 (9). S. 1152–1162

121 Shuster, S. (2005): *Osteoporosis, a unitary hypothesis of collagen loss in skin and bone.* Med Hypotheses, 65 (3). S. 426–432

122 Meena Ajay, K. et al. (2011): *A review on citron-pharmacognosy, phytochemistry and medicinal uses.* Int Res J Pharmacy, 2 (1). S. 14–19. Nardkani, K.M. (1908): *Indian Plants and Drugs*

123 Biernatkaluza, E.K., Schlesinger, N. (2015): *Lemon Juice Reduces Serum Uric Acid Level Via Alkalization of Urine in Gouty and Hyperuremic Patients – A Pilot Study.* Ann Rheum Dis, 74. S. 774

124 Aslin Sanofer, A. et al. (2014): *Role of Citrus Fruits in Health.* J Pharm Sci & Res, 6 (2). S. 121–123. Choi, S.Y. et al. (2007): *Nobiletin from citrus fruit peel inhibits the DNA-binding activity of NF-kappaB and ROS production in LPS-activated RAW 264.7 cells.* J Ethnopharmacol, 113 (1). S. 149–155

125 Kwon, K.H. et al. (2005): *Dietary rutin, but not its aglycone quercetin, ameliorates dextran sulfate sodium-induced experimental colitis in mice: attenuation of pro-inflammatory gene expression.* Biochem Pharmacol, 69 (3). S. 395–406

126 Suresh, E., Das, P. (2012): *Recent advances in management of gout.* QJM, 105 (5). S. 407–417

127 Mulot, M.A. (2005): *Secrets d'une herboriste.* Éditions du Dauphin

128 Bakhru, H.K. (2007): *Food that Heals.* Orient Paperbacks

129 Nardkani, K.M. (1908): *Indian Plants and Drugs*

130 Karnick and Hocking (1975): *Ethnobotanical Records of Drug Plants Described in Valmiki Ramayana and their Uses in the Ayurvedic System of Medicine*: Quarterly Journal of Crude Drug Research, 13 (3–4)

131 Okwu, D.E., Emenike, I.N. (2006): *Evaluation of The Phytonutrients and Vitamins Content of Citrus Fruits.* Intl J Mol Med Adv Sci, 2 (1). S. 1–6

Mukherjee, K.R. (1983): *Protective Food in Health and Disease.* Prakritick Chikitsalaya

132 Howard, P.J. (2006): *The Owners Manual for the Brain; Everyday Applications from Mind Brain Research.* Bard Press

133 Kawamoto, R. et al. (2005): *The effect of lemon fragrance on simple mental performance and psychophysiological parameters during task performance.* Journal of UOEH, 27 (4). S. 305–313. Nijima, A., Nagai, K. (2003): *Effect of olfactory stimulation with flavour of grapefruit and lemon on the activity of sympathetic branch in the white adipose tissue of the epididymis.* Exp Biol Med, 228 (10). S. 1190–1192

134 Rupp, R. (1. Oktober 2014): *How Lemons Helped Defeat Napoleon.* National Geographic

135 Karnick and Hocking (1975): *Ethnobotanical Records of Drug Plants Described in Valmiki Ramayana and their Uses in the Ayurvedic System of Medicine*: Quarterly Journal of Crude Drug Research, 13 (3–4)

136 Meena Ajay, K. et al. (2011): *A review on citron-pharmacognosy, phytochemistry and medicinal uses.* Int Res J Pharmacy, 2 (1). S. 14–19

137 Sugino, T. et al. (2007): *Effects of Citric Acid and l-Carnitine on Physical Fatigue.* J Clin Biochem Nutr, 41 (3). S. 224–230

138 Jellinek, J.S. (1997): *Psychodynamic odor effects and their mechanisms.* Cosmetics and Toiletries, 112. S. 61–71

139 Koikawa, N. et al. (2004): *Effect of lemon fruit juice intake on the hemorheologic changes and blood biochemistry in long distance runners.* Research Quarterly for Athletics, 59. S. 20–26

140 Arias, B.A., Ramón-Laca, L. (2005): *Pharmacological properties of citrus and their ancient and medieval uses in the Mediterranean region.* Journal of Ethnopharmacology, 97. S. 89–95

141 Krishna, N., Amirthalingam, M. (2014): *Sacred Plants of India.* Penguin Books Ltd. Kiecolt-Glaser. J.K. et al. (2008): *Olfactory influences on mood and autonomic, endocrine, and immune function.* Psychoneuroendocrinology, 33 (3). S. 328–339. Jellinek, J.S. (1997): *Psychodynamic odor effects and their mechanisms.* Cosmetics and Toiletries, 112. S. 61–71. Knasko, S.C. (1992): *Ambient odor's effect on creativity, mood, and perceived health.* Chem Senses, 17. S. 27–35

142 Komiya, M. et al. (2006): *Lemon oil vapor causes an anti-stress effect via modulating the 5-HT and DA activities in mice.* Behav Brain Res, 172 (2). S. 240–249

143 Dillemann, G., Lemay, R. (1966): *Les médicaments de Mme de Sévigné* (Fortsetzung und Ende). Revue d'histoire de la pharmacie. 54. Jahrgang Nr. 191, S. 273–293

144 Nardkani, K.M. (1908): *Indian Plants and Drugs*

145 Duke, J.A., Vasquez, R. (1994): *Amazonian Ethnobotanikal Dictionary.* CRC Press

146 Arteche García, A. (1998): *Fitoterapia: Vademecum de Prescripcion.* Masson

147 Rilke, R.M. (2010): *Inner Sky: Poems, Notes, Dreams.* David R. Godine

148 Johnson, A.J. (2011): *Cognitive Facilitation Following Intentional Odor Exposure.* Sensors (Basel), 11 (5). S. 5469 – 5488. Kiecolt-Glaser et al. (2008): *Olfactory Influences on Mood and Autonomic, Endocrine, and Immune Function.* Psychoneuroendocrinology, 33 (3). S. 328–339

149 Riaz, A. et al. (2014): *Memory boosting effects of Citrus limon, Pomegranate and their combinations.* Pak J Pharm Sci, 27 (6). S. 1837–1840
150 Matsumoto T. et al. (2014): *Effects of Olfactory Stimulation from the Fragrance of the Japanese Citrus Fruit Yuzu (Citrus junos Sieb. ex Tanaka) on Mood States and Salivary Chromogranin A as an Endocrinologic Stress Marker.* J Altern Complement Med, 20 (6). S. 500–506. Aslin Sanofer A. et al. (2014): *Role of Citrus Fruits in Health.* J Pharm Sci & Res, 6 (2). S. 121–123. Kiecolt-Glaser J.K. et al. (2008): *Olfactory influences on mood and autonomic, endocrine, and immune function.* Psychoneuroendocrinology, 33 (3). S. 328–339 Komiya M. (2006): *Lemon oil vapor causes an anti-stress effect via modulating the 5-HT and DA activities in mice.* Behavioural Brain Research, 172 (2). S. 240–249
151 Arteche Garcia, A. (1998): *Fitoterapia: Vademecum de Prescripcion.* Masson
152 Khan, R.A., Riaz A. (2015): *Behavioral effects of Citrus limon in rats.* Metab Brain Dis, 30 (2). S. 589–596. Lopez Campêlo, L.M. et al. (2011): *Sedative, anxiolytic and antidepressant activities of Citrus limon (Burn) essential oil in mice.* Pharmazie, 66 (8). S. 623–627
153 Ovid; Albrecht, M. v. (Hrsg.; 2016): *Liebeskunst.* Reclam
154 Perez-Sanchez A. et al. (2014): *Protective effects of citrus and rosemary extracts on UV-induced damage in skin cell model and human volunteers.* J Photochem Photobiiol B, 136. S. 12–8. Calabrese V. et al. (1999): *Oxidative stress and antioxydants at skin biosurface: a novel antioxidant from lemon oil capable of inhibiting oxidative damage to the skin.* Drugs Exp Clin Res, 25 (6). S. 281–7. Calabrese V. et al. (1999):*Biochemical studies on a novel antioxidant from lemon oil and its biotechnological application in cosmetic dermatology.* Drugs Exp Clin Res, 25 (5). S. 219–225
155 Film von Adam Shankma, Columbia 2001
156 *Ma Promesse minceur.* J'ai Lu, 2008
157 *Get Rid Of Cellulitis: We Test 12 Weird Anti-Cellulitis Home Remedies.* Huffington Post (02. April 2014)
158 Willem, J.P. (2002) : *Les Huiles essentielles.* Éditions du Dauphin
159 Ovid; Albrecht, M. v. (Hrsg.; 2016): *Liebeskunst.* Reclam
160 Pasolini, P.D. (1893): *Caterina Sforza.* Loescher
161 Arias, B.A., Ramón-Laca L. (2005): *Pharmacological properties of citrus and their ancient and medieval uses in the Mediterranean region.* J Ethnopharmacol, 97 (1). S. 89–95
162 Sonneman, T. (2012): *Lemon: A Global History.* Reaktion Books.
163 Ovid; Albrecht, M. v. (Hrsg.; 2016): *Liebeskunst.* Reclam
164 Theophrastos, in: Hort, A. (Hrsg) (1968): *Enquiry into Plants 1.* Harvard University Press, William Heinemann Ltd.
165 Najm al-Din Mahmud ibn Diya al-Din Ilyas, al-Shirazi (15. Jh.): *Le Livre De L'Art Du Traitement De Najm Ad-Dyn Mahmoud.* Trad. Pierre Guignes, Trad. 1903. Kessinger Publishing, LLC 2010
166 ebd.
167 Lin-xiang, C. (2003): *Aromatherapy and medlar extract on mice the skin collagen eggs from SOD content and the influence of the hair growth.* China Journal of Chinese Materia Medica, 28 (8). S. 766
168 Twain, M. (1996): *Ein Yankee am Hofe des König Artus.* Insel Verlag
169 Bromberger, C. (2010): *Une anthropologie des cheveux et des poils.* Bayard

170 Rosenthal, M. F und Jones, A. R. (Hrsg.; 2008): *The Clothing of the Renaissance World: Europe, Asia, Africa, the Americas. Cesare Vecellio's ‚Habiti antichi et moderni.* London
171 Quérard, J.-M. (1777): *Traité raisonné de la distillation.* Paris
172 Eckstein, M. (2006): *Eau de Cologne: Auf den Spuren des berühmten Duftes.* J. P. Bachem Verlag, Köln
173 Attlee, H. (2014): *The Land Where Lemons Grow.* Particular Books
174 Thavara U et al. (2007): *Repellent activity of essential oils against cockroaches (Dictyoptera: Blattidae, Blattellidae, and Blaberidae.* Southeast Asian J Trop Med Public Health, 38 (4). S. 663–673
175 Bencao Gangmu oder Pen-tsao Kang-mu (chinesisch)
176 Meena Ajay, K. et al. (2011): *A review on citron-pharmacognosy, phytochemistry and medicinal uses.* Int Res J Pharmacy, 2 (1). S. 14–19
177 Diderot et d'Alembert (1761–1772): *Encyclopédie ou Dictionnaire raisonné des sciences, des arts et des métiers*
178 Meena Ajay, K. et al. (2011): *A review on citron-pharmacognosy, phytochemistry and medicinal uses.* Int Res J Pharmacy, 2 (1). S. 14–19
179 Fitch, J. G (Übers.; 2013): Palladiu: Opus Agriculturae – *The Work of Farming.* Prospect Books, London
180 Sonneman, T. (2012): *Lemon: A Global History.* Reaktion Books.
181 *Etz Limon* von Eran Rikklis, Heimatfilm, 2008
182 *Des «mouettes psychopathes» terrorisent les Anglais.* Le Point, 09. August 2015

Register